Krankenpfleger

Infektionskrankheiten

Der vollständige Leitfaden

ALEXANDER CAREWELL

Inhaltsverzeichnis

« *Infektionskrankheiten erinnern uns an unsere Zerbrechlichkeit, aber angesichts dieser Krankheiten erhellen die Ausdauer und die Entschlossenheit der Pflegekräfte den Weg der Heilung.* »

Einleitung :
DIE ZENTRALE ROLLE DES KRANKENPFLEGERS BEI DER BEHANDLUNG VON PATIENTEN ANSTECKENDE KRANKHEITEN

Die Bedeutung der Abteilung für Infektionskrankheiten im Gesundheitssystem.

Die Bedeutung der Abteilung für Infektionskrankheiten im Gesundheitssystem ist unbestritten. Seit Anbeginn der Zeit ist die Menschheit mit verschiedenen Infektionen konfrontiert, von harmlosen bis hin zu tödlichen. Diese Krankheiten, die durch infektiöse Erreger wie Bakterien, Viren, Parasiten oder Pilze verursacht werden, haben nicht nur unsere Geschichte, sondern auch unser tiefgreifendes Verständnis von Medizin geprägt.

Im Herzen des Gesundheitssystems steht die Abteilung für Infektionskrankheiten als wachsamer Wächter gegen unsichtbare Bedrohungen. Sie ist nicht nur der Ort, an dem Infektionen behandelt werden, sondern auch das Nervenzentrum für Forschung, Bildung und Prävention in Bezug auf übertragbare Krankheiten. Es spielt eine entscheidende Rolle bei der schnellen und genauen Diagnose von Infektionen und stellt so sicher, dass Patienten so schnell wie möglich die am besten geeignete Behandlung erhalten.

Die Bedeutung dieses Dienstes endet jedoch nicht an den Krankenhausmauern. Infektionskrankheiten haben das Potenzial, sich schnell innerhalb von Gemeinschaften auszubreiten und Grenzen zu überschreiten, was ihren Umgang mit ihnen zu einem globalen Anliegen macht. Epidemien wie die Spanische Grippe, HIV und zuletzt COVID-19 erinnern uns daran, wie verwundbar unsere vernetzte Welt gegenüber Infektionskrankheiten ist.

Folglich ist die Abteilung für Infektionskrankheiten auch der Leuchtturm für die Sensibilisierung und Aufklärung der Öffentlichkeit. Er leitet die Politik im Bereich der öffentlichen Gesundheit, berät über die besten Präventionsmethoden und arbeitet unermüdlich daran, dass die Gesellschaft informiert und vorbereitet ist. Er ist die Schnittstelle zwischen medizinischer Forschung und praktischer Anwendung und sucht ständig nach Wegen, die Gesundheitsversorgung zu verbessern und die Ausbreitung von Krankheiten zu verhindern.

Im Laufe der Jahre, mit dem Aufkommen neuer Technologien und besserer Diagnosemethoden, hat sich die Rolle der Abteilung für Infektionskrankheiten im Gesundheitssystem verstärkt. Seine Fähigkeit, sich anzupassen, zu lernen und auf neue Herausforderungen zu reagieren, macht ihn zu einem der Eckpfeiler, auf denen die Robustheit unseres Gesundheitssystems beruht. In einer Welt, in der sich die Infektionsbedrohungen ständig weiterentwickeln, kann die Bedeutung dieses Dienstes nicht unterschätzt werden, da er unsere erste Verteidigungslinie, unser Späher und Führer im Kampf gegen Infektionen darstellt.

Historische Entwicklung des Berufs des Krankenpflegers für Infektionskrankheiten.

Die historische Entwicklung des Berufs des Krankenpflegers mit Spezialisierung auf

Infektionskrankheiten ist faszinierend und wird von den Herausforderungen gezeichnet, die verschiedene Epidemien im Laufe der Zeit mit sich brachten, sowie von der Veränderung des Gesundheitswesens als Reaktion auf diese Herausforderungen.

In den Anfängen, lange bevor der Beruf des Krankenpflegers formalisiert wurde, wurden die Krankenpfleger, oftmals Frauen, dazu berufen, Ärzten zu assistieren oder sich um die Kranken in ihrer Gemeinde zu kümmern, insbesondere bei Ausbrüchen von Pest, Cholera oder Tuberkulose. Diese Vorläufer des Krankenpflegers arbeiteten oft unter prekären Bedingungen und ohne jegliche Kenntnis der Krankheitserreger, die sie bekämpften.

Mit der Entdeckung der Mikroben im 19. Jahrhundert begann sich das Verständnis von Infektionskrankheiten weiterzuentwickeln. Die Krankenpfleger leisteten zwar weiterhin grundlegende Pflege, wurden aber in eine formellere medizinische Struktur eingebunden, in der Hygiene und Sterilisation eine zentrale Rolle spielten. Die Ausbildung von Krankenpflegern wurde allmählich strukturiert und umfasste auch Kenntnisse in Mikrobiologie und Infektionsprävention.

Im 20. Jahrhundert kam es zu großen Epidemien, darunter die Spanische Grippe und HIV/AIDS. Diese Krisen haben nicht nur die Bedeutung des Krankenpflegers bei der Behandlung von Infektionskrankheiten gestärkt, sondern auch zu einer noch stärkeren Spezialisierung in diesem Bereich geführt. Krankenpfleger standen an vorderster Front und leisteten Pflege, Mitgefühl und Aufklärung in oftmals stigmatisierenden und beängstigenden Umgebungen.

Mit dem Aufkommen neuer medizinischer Technologien und wirksamerer Medikamente hat sich auch die Rolle der

Krankenpfleger für Infektionskrankheiten verändert. Ihr Aufgabenbereich hat sich auf die Verwaltung antiviraler Therapien, die Überwachung von Nebenwirkungen und die Aufklärung der Patienten über die Bedeutung der Therapietreue ausgeweitet.

Das 21. Jahrhundert, das von Pandemien wie SARS, Ebola und COVID-19 geprägt war, hat erneut die entscheidende Bedeutung von Krankenpflegern, die auf Infektionskrankheiten spezialisiert sind, unterstrichen. Diese Fachkräfte waren tragende Säulen beim Krisenmanagement, bei der Erstellung von Protokollen und bei der Patientenversorgung, wobei sie sich schnell an eine sich ständig ändernde Situation anpassen mussten.

Der Beruf des Krankenpflegers für Infektionskrankheiten hat sich im Laufe der Zeit weiterentwickelt und sich mit den Epidemien, dem medizinischen Fortschritt und den gesellschaftlichen Bedürfnissen geformt. Von einfachen Pflegekräften zu hochqualifizierten Experten hat sich ihre Rolle stetig gewandelt und zeugt von ihrer Anpassungsfähigkeit und ihrem unerschütterlichen Engagement im Dienste der Gemeinschaft.

Kapitel 1 :
VERSTEHEN
ANSTECKENDE KRANKHEITEN

Definition und Klassifizierung ansteckende Krankheiten

- **Bakterien, Viren, Parasiten und Pilze: Kennen Sie die Unterschiede.**

Bakterien, Viren, Parasiten und Pilze sind allesamt potenzielle Krankheitserreger für den Menschen, weisen jedoch unterschiedliche biologische, strukturelle und funktionelle Merkmale auf. Diese Unterschiede zu kennen ist entscheidend, um zu verstehen, wie sie Krankheiten verursachen und wie sie behandelt werden können.

Bakterien:
- **Art**: Einfache, aber relativ komplexe, einzellige Organismen ohne definierten Zellkern.
- **Größe**: Im Durchschnitt zwischen 0,5 und 5 Mikrometer.
- **Fortpflanzung**: Hauptsächlich durch Zellteilung (binäre Spaltung).
- **Behandlung**: Antibiotika, die auf spezifische Strukturen oder Funktionen von Bakterien abzielen.
- **Beispiele für Krankheiten**: Tuberkulose, Streptokokken, Salmonellose.

Virus:
- **Natur**: Einfache biologische Einheiten, die aus genetischem Material (DNA oder RNA) bestehen und von einem Proteinkapsid umgeben sind. Sie werden nicht streng als "lebende Organismen" betrachtet, da

sie sich außerhalb einer Wirtszelle nicht vermehren oder funktionieren können.

- **Größe**: Normalerweise viel kleiner als Bakterien, zwischen 0,02 und 0,3 Mikrometer.
- **Vermehrung**: Vermehren sich, indem sie Wirtszellen infizieren und deren Zellmaschinerie kapern.
- **Behandlung**: Antivirale Mittel, die auf verschiedene Stadien des Viruszyklus abzielen. Impfungen können viele Virusinfektionen verhindern.
- **Beispiele für Krankheiten**: Grippe, HIV, Hepatitis.

Parasiten:
- **Natur**: Organismen, oft mehrzellige, die von anderen Organismen leben und sich von ihnen ernähren.
- **Größe**: Sehr unterschiedlich, von mikroskopisch kleinen Einzellern bis hin zu mehreren Zentimetern langen Darmwürmern.
- **Fortpflanzung**: Abhängig von der Art des Parasiten. Manche haben einen komplexen Lebenszyklus, der mehrere Wirte umfasst.
- **Behandlung**: Antiparasitäre Medikamente, die auf spezifische Funktionen des Parasiten abzielen.
- **Beispiele für Krankheiten**: Malaria (Protozoen), Schistosomiasis (Wurm).

Pilze:
- **Natur**: Eukaryotische Organismen, die einen definierten Kern besitzen. Sie können sowohl einzellig als auch mehrzellig sein.
- **Größe**: variiert von einigen Mikrometern (z. B. Hefe) bis zu mehreren Zentimetern oder Metern bei einigen mehrzelligen Pilzen.
- **Fortpflanzung**: Bei vielen Pilzen durch Sporen, sexuell oder asexuell.
- **Behandlung**: Antimykotika, die auf spezifische Funktionen oder Strukturen von Pilzen abzielen.

- **Beispiele für Krankheiten**: Candidose, Aspergillose, Athletenfuß.
-

Obwohl Bakterien, Viren, Parasiten und Pilze alle beim Menschen Krankheiten verursachen können, unterscheiden sie sich in Bezug auf ihre Biologie und Struktur grundlegend. Dieses Wissen ist für die Diagnose, Behandlung und Vorbeugung der Krankheiten, die sie verursachen können, von entscheidender Bedeutung.

• Die großen Infektionsfamilien: Atemwege, Verdauungstrakt, Haut usw.

Infektionen können praktisch jedes System und jedes Organ im menschlichen Körper betreffen. Sie werden jedoch oft nach der Region oder dem System klassifiziert, das sie am häufigsten befallen. Im Folgenden finden Sie einen Überblick über die Hauptfamilien von Infektionen mit einer kurzen Beschreibung und einigen Beispielen:

- Infektionen der Atemwege:
  - **Beschreibung**: Betrifft hauptsächlich die Nase, den Hals, die Bronchien und die Lunge.
  - **Beispiele**: Grippe, Erkältung, Tuberkulose, Bronchitis, Lungenentzündung.
- **Infektionen des Verdauungstrakts** (oder Magen-Darm-Trakts):
  - **Beschreibung**: Betrifft das Verdauungssystem vom Mund bis zum Anus.
  - **Beispiele**: Salmonellose, Hepatitis A, Gastroenteritis, Amöbiasis.
- Hautinfektionen:
  - **Beschreibung**: Wirkt sich auf die Haut, die Haare und die Nägel aus.
  - **Beispiele**: Ringelflechte, Impetigo, Zellulitis, Warzen.

15

- Urogenitale Infektionen:
  - **Beschreibung**: Betrifft die Fortpflanzungsorgane und das Harnsystem.
  - **Beispiele**: Blasenentzündung, genitale Candidose, Gonorrhöe, Chlamydieninfektionen.
- Infektionen des Nervensystems:
  - **Beschreibung**: Betrifft das Gehirn, das Rückenmark und die Hirnhaut.
  - **Beispiele**: Meningitis, Enzephalitis, Poliomyelitis.
- Kardiovaskuläre Infektionen:
  - **Beschreibung**: Betrifft das Herz und das Kreislaufsystem.
  - **Beispiele**: Endokarditis, Sepsis.
- Augeninfektionen:
  - **Beschreibung**: Betrifft das Auge und seine angrenzenden Strukturen.
  - **Beispiele**: Bindehautentzündung, Keratitis, Gerstenkorn.
- Osteoartikuläre Infektionen:
  - **Beschreibung**: Betrifft Knochen und Gelenke.
  - **Beispiele**: Osteomyelitis, septische Arthritis.
- HNO-Infektionen (Hals-Nasen-Ohren):
  - **Beschreibung**: Betrifft die Ohren, die Nase und den Hals.
  - **Beispiele**: Otitis, Sinusitis, Tonsillitis.
- Systemische Infektionen:
  - **Beschreibung**: Verbreiten sich im ganzen Körper, oft über den Blutkreislauf.
  - **Beispiele**: HIV/AIDS, Sepsis, Staphylokokkeninfektionen.

Jede Infektionsfamilie weist spezifische Anzeichen und Symptome auf und erfordert geeignete Diagnose- und

Behandlungsmethoden. Prävention, oft durch Hygiene, Impfung oder Schutz vor Vektoren, bleibt ein Schlüsselelement, um die Prävalenz und die Auswirkungen dieser Krankheiten zu verringern.

Die Übertragungswege

• Direkter Kontakt, Tröpfchen, Luftweg usw.

Die Übertragung von Krankheitserregern von einer Person auf eine andere oder von einer Umgebung auf eine Person kann auf verschiedenen Wegen erfolgen. Die Kenntnis dieser Wege ist für die Infektionsprävention von entscheidender Bedeutung. Hier ist eine flüssige Beschreibung der wichtigsten Übertragungswege:

Wenn eine Person hustet oder niest, schleudert sie Mikrotröpfchen in die Luft, die Krankheitserreger transportieren können. Diese **Tröpfchen** können von einer Person in der Nähe eingeatmet werden, was zu einer möglichen Infektion führt. Diese Tröpfchenübertragung ist typisch für Krankheiten wie Grippe oder COVID-19.

Für manche Infektionen sind jedoch nicht einmal diese Tröpfchen erforderlich. Krankheitserreger können sich über die **Luft** verbreiten, d. h. sie sind in extrem kleinen Partikeln vorhanden, die stundenlang in der Luft schweben können. Tuberkulose beispielsweise kann auf diese Weise übertragen werden, weshalb die Belüftung in engen Räumen von entscheidender Bedeutung ist.

Auch der **direkte Kontakt** mit einer infizierten Person oder einem Körperteil kann eine Infektionsquelle sein. Sexuell übertragbare Krankheiten wie Herpes oder Syphilis werden häufig durch diese Art von Kontakt verbreitet. Selbst ein einfacher Händedruck kann bestimmte Krankheitserreger übertragen, wenn eine Person anschließend ihre Hand zu Mund, Nase oder Augen führt.

Infektionen können sich auch über kontaminierte Gegenstände verbreiten, ein Weg, der als **indirekte Kontaktübertragung** bezeichnet wird. Stellen Sie sich vor, dass eine infizierte Person auf einen Tisch niest oder Besteck benutzt, ohne es abzuwaschen. Eine andere Person, die diese Gegenstände berührt und dann ihre Hände zum Gesicht führt, könnte dann mit dem Krankheitserreger in Berührung kommen.

Einige Infektionen nehmen den **fäkal-oralen Weg**. Bei diesem Szenario gelangen Krankheitserreger aus den Fäkalien einer Person zu einer anderen Person, häufig über verunreinigtes Wasser oder Lebensmittel. Krankheiten wie Cholera oder bestimmte Formen von Hepatitis verbreiten sich auf diese Weise.

Schließlich benötigen einige Krankheiten einen Vektor, wie eine Mücke oder Zecke, um von einer Person auf eine andere überzugehen. Diese **Vektorübertragung** ist charakteristisch für Krankheiten wie Malaria, bei der eine Mücke eine infizierte Person sticht und dann bei einem weiteren Stich den Parasiten auf eine andere Person überträgt.
Für jeden Übertragungsweg sind spezifische Präventions- und Kontrollmaßnahmen erforderlich, die von der persönlichen Hygiene über die Desinfektion der Umgebung bis hin zum Schutz vor Vektoren reichen.

• Verständnis des Begriffs "Vektoren".
Das Konzept der Vektoren ist in der Epidemiologie von entscheidender Bedeutung, um die Übertragung vieler Infektionskrankheiten zu verstehen. Ein Vektor ist im Zusammenhang mit Infektionskrankheiten ein Organismus,

der eine Krankheit nicht direkt verursacht, sondern sie überträgt, indem er Krankheitserreger von einem Wirt zu einem anderen transportiert. Diese Vektoren sind in der Regel Arthropoden wie Mücken, Zecken und Fliegen, können aber auch andere Tiere sein, je nachdem, um welchen Krankheitserreger es sich handelt.

Eigenschaften von Vektoren:
- **Passiver Träger**: Der Vektor transportiert den Erreger, ohne selbst betroffen zu sein. Der Erreger vermehrt oder verändert sich im Vektor, um infektiös zu werden.
- **Mechanische vs. biologische Übertragung**: Bei der mechanischen Übertragung wird der Erreger einfach durch den Organismus transportiert, oft auf den Beinen oder im Verdauungstrakt, ohne dass er einen spezifischen Lebenszyklus im Vektor durchlaufen muss. Bei der biologischen Übertragung durchläuft der Erreger eine Phase seines Lebenszyklus im Vektor, die für die Übertragung auf den nächsten Wirt entscheidend ist.

Beispiele für Krankheitserreger und ihre Vektoren:
- **Malaria**: Wird durch Protozoen der Gattung *Plasmodium* verursacht und durch Mücken der Gattung *Anopheles* auf den Menschen übertragen.
- **Dengue-Fieber, Zika, Chikungunya**: Diese Viren werden von den Moskitos *Aedes aegypti* und *Aedes albopictus* übertragen.
- **Lyme-Krankheit**: Wird durch das Bakterium *Borrelia burgdorferi* verursacht und von Zecken der Gattung *Ixodes* übertragen.
- Afrikanische Trypanosomiasis (Schlafkrankheit): Wird durch Protozoen der Gattung *Trypanosoma* verursacht und von der Tsetsefliege übertragen.

Es ist wichtig zu beachten, dass die Vektorbekämpfung, wie das Besprühen mit Insektiziden oder die Verwendung von imprägnierten Moskitonetzen, oft eine Schlüsselstrategie zur Kontrolle und Prävention von Vektorerkrankungen darstellt. Das Verständnis des Verhaltens, der Ökologie und der Biologie der Vektoren ist daher von entscheidender Bedeutung, um wirksame und nachhaltige Interventionen zu entwerfen.

Die Pathophysiologie von nfektionen

- ## Wie eine Infektion im Körper beginnt und fortschreitet.

Zu verstehen, wie eine Infektion im Körper beginnt und fortschreitet, ist grundlegend, um die Dynamik von Infektionskrankheiten und deren Behandlung zu begreifen. Hier wird dieser Prozess Schritt für Schritt flüssig beschrieben :

- **Exposition**: Alles beginnt mit dem Kontakt mit dem Krankheitserreger. Das kann auf verschiedene Weise geschehen: durch Einatmen, Verschlucken, durch einen Schnitt oder Biss oder sogar durch einen Vektor wie eine Mücke. Der Eintritt ist oft von der Art des Erregers abhängig.
- **Adhäsion**: Sobald sie sich im Körper befinden, müssen sich viele Mikroorganismen an Wirtszellen anheften, um zu überleben. Sie tun dies mithilfe von spezialisierten Strukturen oder Molekülen, die sie besitzen und die Adhäsine genannt werden.
- **Kolonisierung und Vermehrung**: Sobald sie angeheftet sind, beginnen die Mikroorganismen, sich zu vermehren, und gründen so ihre Kolonie. Beispielsweise kann ein pathogenes Bakterium im Darm damit beginnen, sich schnell zu teilen und die Ressourcen des Wirts für sein Wachstum zu nutzen.
- **Invasion**: Einige Krankheitserreger haben die Fähigkeit, in das tiefere Gewebe des Wirts

einzudringen, indem sie entweder direkt in die Zellen eindringen (wie es viele Viren tun) oder mithilfe von Enzymen oder anderen Molekülen, die sie produzieren, die Gewebebarrieren überwinden.

- **Ausweichen der Immunabwehr**: Der Körper verfügt über ein robustes Abwehrsystem gegen Krankheitserreger: das Immunsystem. Mikroorganismen haben daher verschiedene Strategien entwickelt, um sich dieser Überwachung zu entziehen, z. B. durch Tarnung, die Produktion von Substanzen, die Immunzellen hemmen oder abtöten, oder sogar durch Verstecken in bestimmten Zellen, wo sie weniger zugänglich sind.

- **Wirtsschaden**: Der Schaden kann direkt durch das Vorhandensein und die Aktivität des Erregers oder durch die Immunantwort des Wirts verursacht werden. Einige Bakterien produzieren z. B. Toxine, die Zellen schädigen oder normale Körperfunktionen stören können. In anderen Fällen ist es die Entzündungsreaktion des Wirts, die Kollateralschäden verursachen kann.

- **Ausbreitung**: Um ihr Überleben und ihre Ausbreitung zu sichern, verfügen viele Krankheitserreger über Mechanismen, um sich auf neue Wirte auszubreiten. Dies kann durch die Freisetzung von Sporen, die Produktion resistenter Formen oder einfach durch die Ausbreitung in einen neuen Bereich des Körpers geschehen, von wo aus sie leichter übertragen werden können (wie die Wanderung von Atemwegserregern in die oberen Atemwege, von wo aus sie durch Husten oder Niesen ausgestoßen werden können).

Im Laufe der Zeit kann die Dynamik zwischen Erreger und Wirt zur Auflösung der Infektion (Heilung), zu einer chronischen Infektion oder in den schlimmsten Fällen zu schweren Komplikationen oder sogar zum Tod führen.

• Immunantwort: Der Verbündete des Krankenpflegers.

Die Immunantwort ist der wichtigste Abwehrmechanismus des Körpers gegen Krankheitserreger. Für Krankenpfleger, die mit Infektionskrankheiten arbeiten, ist das Verständnis dieser Reaktion von grundlegender Bedeutung, da sie eine zentrale Rolle für den Verlauf und die Behandlung vieler Infektionen spielt.

Das Immunsystem kann mit einer gut organisierten Armee verglichen werden, die bereit ist, Eindringlinge aufzuspüren, anzugreifen und zu eliminieren. Es verfügt über Elemente zur schnellen Aufklärung, wie Grenzpatrouillen, aber auch über spezialisierte Einheiten für gezielte Missionen.

- Die erste Verteidigungslinie: die angeborene Immunität
  - Wenn ein Krankheitserreger in den Körper eindringt, trifft er zunächst auf die Abwehrkräfte der angeborenen Immunität. Diese Reaktion ist schnell und unspezifisch. Sie umfasst physische Barrieren wie die Haut, Zellen wie die Makrophagen, die Eindringlinge "fressen", und Moleküle wie Interferone, die die Vermehrung von Viren verhindern.
- Anerkennung
  - Dendritische Zellen spielen die Rolle von Kundschaftern. Sie fangen die Krankheitserreger ein, zerlegen sie in kleine Teile und präsentieren diese Fragmente anderen Zellen des Immunsystems.
- Die spezifische Antwort: die adaptive Immunität
  - Sobald ein Krankheitserreger erkannt wurde, wird die adaptive Immunität aktiviert. Sie zeichnet sich durch ihre Spezifität und ihr Gedächtnis aus. T-Lymphozyten töten infizierte Zellen direkt ab, während B-Lymphozyten

Antikörper produzieren, die die Krankheitserreger neutralisieren.

- Das Immungedächtnis
  - Nachdem das Immunsystem eine Infektion bekämpft hat, "erinnert" es sich an den Erreger. Es werden Gedächtniszellen gebildet, die im Körper verbleiben. Wenn derselbe Krankheitserreger erneut versucht, in den Körper einzudringen, wird die Reaktion schneller und effektiver sein.
- Die Rolle des Krankenpflegers
  - Der Krankenpfleger, der bei der Betreuung der Patienten im Mittelpunkt steht, spielt eine wesentliche Rolle bei der Unterstützung dieser Immunantwort. Impfungen beispielsweise machen sich dieses Immungedächtnis zunutze. Der Krankenpfleger verabreicht Impfungen, um dem Immunsystem zu "lehren", wie es bestimmte Krankheitserreger erkennen und bekämpfen kann. Darüber hinaus gehört es zu den Aufgaben des Krankenpflegers, auf Anzeichen einer Infektion zu achten, Symptome zu behandeln und die Patienten darüber aufzuklären, wie wichtig Ernährung und Ruhe zur Unterstützung einer gesunden Immunantwort sind.
- Herausforderungen und Komplikationen
  - Das Immunsystem ist jedoch nicht unfehlbar. Manchmal kann seine Reaktion zu schwach oder fehlgeleitet sein. In anderen Fällen kann es zu Autoimmunerkrankungen kommen, wenn das Immunsystem die eigenen Körperzellen angreift. Krankenpfleger müssen sich dieser Komplikationen bewusst sein und eng mit dem Rest des medizinischen Teams zusammenarbeiten, um solche Situationen zu erkennen und zu bewältigen.

Letztendlich ist die Immunität ein wertvoller Verbündeter im Kampf gegen Infektionen. Mit der richtigen Ausbildung können Krankenpfleger dieses System nutzen, um die Gesundheit und das Wohlbefinden der Patienten zu verbessern.

Kapitel 2 :
DER ALLTAG EINES RANKENPFLEGERS IN BETRIEB
ANSTECKENDE KRANKHEITEN

Vorbereitung des Tages

• Organisation von Aufgaben: Rezepte, Probenentnahmen, Pflege usw.

Die Rolle des Krankenpflegers in einer Abteilung für Infektionskrankheiten ist umfangreich und vielfältig. Es gibt viele Aufgaben, die eine sorgfältige Koordination und Organisation erfordern, um sicherzustellen, dass die Bedürfnisse der Patienten auf effiziente und sichere Weise erfüllt werden. Hier ist ein fließender Überblick über die Organisation der Hauptaufgaben eines Krankenpflegers in der Abteilung für Infektionskrankheiten :

- Ersteinschätzung :
  - Wenn ein Patient eingeliefert wird, ist eine Ersteinschätzung von entscheidender Bedeutung. Dabei werden wichtige Informationen über den Gesundheitszustand des Patienten, seine Krankengeschichte, aktuelle Symptome und andere relevante Anliegen gesammelt. Diese Beurteilung kann auch grundlegende physiologische Tests beinhalten, wie z. B. die Messung des Blutdrucks oder der Temperatur.
  - Verwaltung von Rezepten :
    - Die Umsetzung und Verwaltung der verschriebenen Medikamente gehört zu den Kernaufgaben des Krankenpflegers. Dazu

gehört es, dafür zu sorgen, dass die Patienten die richtigen Medikamente in der richtigen Dosierung erhalten, und auf mögliche Nebenwirkungen oder Wechselwirkungen zu achten.

- Probenahmen :
  - Biologische Proben spielen eine wesentliche Rolle bei der Diagnose und Überwachung von Infektionskrankheiten. Dabei kann es sich um verschiedene Arten von Proben handeln: Blut, Urin, Stuhl oder Gewebeproben. Der Krankenpfleger muss dafür sorgen, dass diese Proben steril und korrekt entnommen und dann unter geeigneten Bedingungen an das Labor weitergeleitet werden.
- Direkte Patientenversorgung :
  - Neben Medikamenten können Patienten auch direkte Pflege benötigen, z. B. Verbände für infizierte Wunden, die Verabreichung von Sauerstoff oder das Anlegen eines intravenösen Zugangs. Diese Pflege erfordert technisches Fachwissen, aber auch einen mitfühlenden und empathischen Ansatz.
- Patientenbildung :
  - Ein oft vernachlässigter, aber lebenswichtiger Aspekt ist die Aufklärung der Patienten. Krankenpfleger müssen die Patienten häufig über ihren Zustand, die verordnete Behandlung, die einzuhaltenden Hygienemaßnahmen und mögliche Anzeichen einer Verschlimmerung, auf die sie achten sollten, aufklären. Diese Aufklärung ist von entscheidender Bedeutung, um den Patienten die Verantwortung für die Verwaltung ihrer Gesundheit zu übertragen.
- Koordination mit dem medizinischen Team :
  - Der Krankenpfleger arbeitet eng mit einem multidisziplinären Team zusammen, zu dem Ärzte, Mikrobiologen, Apotheker und andere

Angehörige des Gesundheitswesens gehören. Die effektive Koordination zwischen diesen verschiedenen Akteuren ist entscheidend für eine optimale Pflege.

- Hygiene und Verhinderung der Übertragung :
  - In einer Abteilung für Infektionskrankheiten ist die Verhinderung der Ausbreitung von Infektionen von größter Bedeutung. Krankenpfleger spielen eine Schlüsselrolle bei der Umsetzung von Hygieneprotokollen wie Händewaschen, Tragen von persönlicher Schutzausrüstung und Flächendesinfektion.

Letztendlich ist der Krankenpfleger ein Eckpfeiler der Abteilung für Infektionskrankheiten. Durch eine Vielzahl von Aufgaben gewährleistet er die ganzheitliche Betreuung der Patienten und arbeitet dabei eng mit dem gesamten medizinischen Team zusammen. Sorgfältige Organisation, ständige Weiterbildung und eine Leidenschaft für die Patientenpflege sind entscheidend, um in dieser anspruchsvollen, aber befriedigenden Rolle erfolgreich zu sein.

• Umgang mit Notfällen und unvorhergesehenen Ereignissen

Im Zusammenhang mit einer Abteilung für Infektionskrankheiten ist der Umgang mit Notfällen und unvorhergesehenen Ereignissen ein entscheidender Aspekt der Rolle des Krankenpflegers. Die Situationen können sich schnell ändern, mit Patienten, die plötzlich Symptome zeigen oder sich verschlechtern, mit Ausbrüchen von Infektionskrankheiten oder Komplikationen aufgrund von Behandlungen. Hier ist eine Erkundung dieser entscheidenden Facette des Berufs des Krankenpflegers :

- Antizipation und Bildung :
  - Vorbereitung ist die erste Verteidigungslinie gegen das Unerwartete. Krankenpfleger müssen regelmäßig in Notfallprotokollen geschult werden, in der Erkennung von Warnzeichen für mögliche Komplikationen und in der schnellen Erkennung von Symptomen, die auf eine Verschlechterung des Zustands des Patienten hinweisen können.
- Schnelle   Bewertung und Triage :
  - Angesichts einer Notfallsituation ist der erste Schritt die schnelle Beurteilung des Patienten, um den Schweregrad seines Zustands festzustellen. Durch Triage wird die Versorgung nach dem Schweregrad der Situation priorisiert, wobei sichergestellt wird, dass die kritischsten Patienten sofort versorgt werden.
- Effektive Kommunikation :
  - In einem Notfall ist eine klare und schnelle Kommunikation mit dem medizinischen Team von entscheidender Bedeutung. Dies kann bedeuten, einen Arzt zu alarmieren, zusätzliche Ressourcen anzufordern oder die Angehörigen des Patienten zu informieren.
- Notfalleinsätze :
  - Je nach Situation kann es sein, dass der Krankenpfleger Notfalleinsätze durchführen muss, sei es die kardiopulmonale Reanimation, das Legen eines intravenösen Notfallzugangs oder die Stabilisierung eines Patienten mit Atemnot.
- Hygiene und Prävention :
  - Bei einem Ausbruch oder einer infektiösen Notsituation spielt der Krankenpfleger eine Schlüsselrolle bei der Durchführung von Isolationsmaßnahmen, der Verschärfung der Hygieneprotokolle und dem Schutz anderer Patienten und des Personals.

- Emotionale und psychologische   Unterstützung :
  - Notfälle können nicht nur für die Patienten, sondern auch für ihre Angehörigen belastend sein. Der Krankenpfleger übernimmt oft die Rolle des Unterstützers, der den Patienten beruhigt, sich seine Sorgen anhört und klare, prägnante Informationen anbietet.
- Debriefing und Reflexion :
  - Nach einer Notfallsituation ist es wichtig, sich einen Moment Zeit für eine Nachbesprechung zu nehmen. So kann das Team besprechen, was gut gelaufen ist, welche Bereiche möglicherweise verbessert werden müssen und welche Lehren aus der Erfahrung gezogen werden können. Dieser Schritt ist für die kontinuierliche Verbesserung der Pflege von entscheidender Bedeutung.
- Vorbereitung auf die Zukunft :
  - Die Lehren, die aus Notfällen und unvorhergesehenen Ereignissen gezogen werden, müssen in die Weiterbildung und die Protokolle der Abteilung einfließen. Die Dokumentation, Analyse und Anpassung von Verfahren ist entscheidend, um zukünftige Zwischenfälle zu verhindern.

Die Unvorhersehbarkeit von Infektionskrankheiten bedeutet, dass Krankenpfleger immer auf der Hut sein müssen, bereit, kompetent und mitfühlend zu handeln. Durch die Kombination von Vorbereitung, schnellem Handeln und Unterstützung des Teams und der Patienten spielt der Krankenpfleger eine entscheidende Rolle im Notfallmanagement und gewährleistet die Sicherheit und das Wohlergehen aller.

Interaktionen mit dem medizinischen Team

- ## Kommunikation mit Ärzten, Pflegehelfern, Labortechnikern usw.

Kommunikation ist ein Grundpfeiler der Medizin, insbesondere in einer so komplexen und dynamischen Abteilung wie der für Infektionskrankheiten. Der Krankenpfleger befindet sich im Zentrum dieses Kommunikationsgeflechts und fungiert als Drehscheibe zwischen den verschiedenen Akteuren des Gesundheitssystems. Hier ist eine detaillierte Erkundung dieser kommunikativen Dimension des Krankenpflegerberufs :

- Mit Ärzten :
  - **Übermittlung von Informationen** : Der Krankenpfleger muss den Arzt über alle Veränderungen des Zustands des Patienten, mögliche Nebenwirkungen von Medikamenten oder andere Anliegen informieren.
  - **Klärung von Rezepten**: Wenn ein Rezept unklar ist oder ein potenzielles Problem zu sein scheint, ist es die Pflicht des Krankenpflegers, eine Klärung herbeizuführen.
  - **Bidirektionaler Austausch** : Der Krankenpfleger ist nicht nur ein Ausführender; er gibt auch seine Meinung und seine Beobachtungen wieder und bereichert so die medizinische Entscheidungsfindung.
- Mit Pflegehelfern :
  - **Delegation von Aufgaben**: Der Krankenpfleger kann bestimmte Aufgaben an Pflegehelfer delegieren, wobei er darauf achten muss, dass er klare Anweisungen gibt und bei Bedarf beaufsichtigt.

- **Gemeinsame Nutzung von Informationen** : Der Krankenpfleger muss sicherstellen, dass die Pflegehelfer über die Informationen verfügen, die sie benötigen, um ihre Aufgaben sicher und effizient zu erfüllen.
- **Feedback**: Pflegehelfer sind oft die ersten, die Veränderungen bei den Patienten beobachten; ihr Feedback ist entscheidend.
- Mit Labortechnikern :
  - **Übermittlung von Proben** : Bei der Einsendung von Proben an das Labor muss der Krankenpfleger sicherstellen, dass die Proben ordnungsgemäß beschriftet, gelagert und mit den erforderlichen Informationen versehen werden.
  - **Interpretation der Ergebnisse**: Der Krankenpfleger benötigt möglicherweise eine Klärung der Testergebnisse, ihrer Bedeutung oder ihrer Auswirkungen auf die Behandlung des Patienten.
  - **Koordination der Probenahmen** : In einigen Fällen können spezifische Probenahmen erforderlich sein, die eine Koordination zwischen dem Krankenpfleger und dem Labor erfordern.
- Mit anderen Fachleuten :
  - **Interdisziplinäre Teams**: Bei der Behandlung von Infektionskrankheiten kann der Krankenpfleger mit Physiotherapeuten, Ernährungsberatern, Sozialarbeitern und anderen Spezialisten interagieren. Jede Fachkraft bringt ein einzigartiges Fachwissen mit, und die reibungslose Kommunikation zwischen ihnen ist für eine umfassende Patientenversorgung entscheidend.

- **Teamsitzungen**: Bei diesen regelmäßigen Treffen werden Fälle besprochen, Pflegepläne erstellt und Probleme gelöst.
- Dokumentation :
    - Alle Gespräche, Entscheidungen und Beobachtungen müssen sorgfältig dokumentiert werden. Diese Dokumentation stellt nicht nur eine Historie der Behandlung des Patienten dar, sondern ist auch eine Informationsquelle für das gesamte medizinische Team.

Die Fähigkeit des Krankenpflegers, effektiv und einfühlsam mit dem gesamten Pflegeteam zu kommunizieren, ist für die Sicherheit und das Wohlergehen der Patienten von entscheidender Bedeutung. In der hektischen Welt der Infektionskrankheiten kann eine klare, rechtzeitige und kollaborative Kommunikation einen großen Unterschied machen.

• Bedeutung der Teamarbeit.

Teamarbeit im medizinischen Bereich, insbesondere im Bereich der Infektionskrankheiten, ist für eine optimale Patientenversorgung von grundlegender Bedeutung. Dies ist nicht nur ein schöner Satz, den man aufsagen kann, sondern eine entscheidende Realität, um eine qualitativ hochwertige Versorgung und maximale Sicherheit für Patienten und medizinisches Personal zu gewährleisten. Hier eine Erkundung dieser kollaborativen Dimension.

1. Komplementäre Fähigkeiten :
Jedes Mitglied des medizinischen Teams bringt sein spezifisches Fachwissen ein. Der Arzt stellt eine Diagnose und einen Behandlungsplan auf, der Krankenpfleger sorgt für die Umsetzung des Plans und überwacht den Patienten, der Pflegehelfer leistet wichtige Unterstützung

32

bei der täglichen Pflege, während der Labortechniker durch Analysen lebenswichtige Informationen liefert. Jeder hat eine bestimmte Rolle zu spielen, und erst ihre Kombination sorgt für eine ganzheitliche Patientenversorgung.

2. Flüssige Kommunikation :
Eine wirksame Pflege hängt von einer transparenten Kommunikation zwischen allen Teammitgliedern ab. Fehlende oder falsch verstandene Informationen können schwerwiegende Folgen haben. Durch die Arbeit im Team wird sichergestellt, dass entscheidende Informationen weitergegeben und von allen verstanden werden.

3. Kontinuität der Pflege :
Wenn die Arbeit im Team erledigt wird, gibt es bessere Übergänge zwischen Tag- und Nachtschichten, zwischen verschiedenen Abteilungen und sogar bei Urlaub. Dadurch wird sichergestellt, dass der Patient eine lückenlose Kontinuität in seiner Betreuung erfährt.

4. Psychologische und emotionale Unterstützung :
Der Bereich der Infektionskrankheiten kann emotional anstrengend sein. Teammitglieder können sich in schwierigen Zeiten gegenseitig unterstützen und bieten Trost in stressigen Situationen oder nach besonders anstrengenden Tagen.

5. Kollaborative Entscheidungsfindung :
Bei einem komplexen Fall oder einem ethischen Dilemma kann das Team zusammenkommen, um die verschiedenen Optionen zu diskutieren, die Vor- und Nachteile abzuwägen und zu einer fundierten Entscheidung zu gelangen.

6. Fortlaufende Schulung und Lernen :
In einem Team können die Mitglieder voneinander lernen und Wissen, Tipps oder Techniken austauschen. Dadurch entsteht ein dynamisches und bereicherndes Umfeld, in dem die Fähigkeiten ständig aktualisiert werden.

7. Sicherheit :
Durch die Arbeit im Team wird die Wahrscheinlichkeit, Fehler zu machen, verringert. Wenn ein Teammitglied unsicher oder müde ist, kann ein anderes Mitglied nachprüfen, bestätigen oder korrigieren. Diese doppelte Überprüfung gewährleistet eine höhere Sicherheit für den Patienten.

Teamarbeit geht über die bloße Summe der individuellen Fähigkeiten hinaus. Sie schafft ein Umfeld, in dem das kollektive Fachwissen in den Dienst des Patienten gestellt wird und so die bestmögliche Versorgung bietet. Im komplexen und anspruchsvollen Bereich der Infektionskrankheiten ist die Zusammenarbeit nicht nur vorteilhaft, sondern absolut unerlässlich.

Beziehung zu den Patienten

• Begrüßung und Beruhigung des Patienten
Der Empfang des Patienten und seine Vertrauensbildung sind entscheidende Schritte im Pflegeprozess, insbesondere in einer so spezialisierten Abteilung wie der für Infektionskrankheiten. Ein neu ankommender Patient kann ängstlich, verängstigt oder unsicher sein, was ihn erwartet. Eine gute Betreuung von Anfang an kann sich erheblich auf seine Gesamterfahrung und seine Mitarbeit während des gesamten Aufenthalts auswirken.

1. Erster Kontakt - Die Bedeutung der Begrüßung :
Wenn ein Patient eintrifft, ist der erste Eindruck von entscheidender Bedeutung. Ein Lächeln, eine warme Haltung und ein aufmerksames Zuhören können einen Patienten sofort entspannen. Der Krankenpfleger sollte sich vorstellen, seine Rolle erklären und dem Patienten versichern, dass er in guten Händen ist.

2. Umgebung :

Eine saubere, gut organisierte und ruhige Umgebung kann viel dazu beitragen, den Patienten zu beruhigen. Selbst kleine Details, wie z. B. dafür zu sorgen, dass das Zimmer eine angenehme Temperatur hat, können einen Unterschied machen.

3. Klare und transparente Kommunikation :

Der Patient hat möglicherweise Bedenken bezüglich seiner Krankheit oder der Behandlung, die er erhalten wird. Der Krankenpfleger sollte sich die Zeit nehmen, die Verfahren, Untersuchungen und Medikamente zu erklären und die Fragen des Patienten zu beantworten. Je besser der Patient informiert ist, desto geringer ist die Wahrscheinlichkeit, dass er sich ängstlich oder hilflos fühlt.

4. Aktives Zuhören :

Es ist von entscheidender Bedeutung, den Sorgen oder Ängsten des Patienten aktiv zuzuhören. Manchmal kann allein das Reden und Zuhören einen großen Teil der Angst des Patienten lindern.

5. Körpersprache :

Augenkontakt, eine offene Körperhaltung und beruhigende Gesten können ein Gefühl von Sicherheit und Wohlwollen vermitteln. Die Körpersprache kann oft viel mehr vermitteln als Worte allein.

6. Für Komfort sorgen :

Regelmäßig nachzufragen, ob sich der Patient wohlfühlt, ob er etwas braucht oder Sorgen hat, ist eine einfache, aber wirksame Art der Beruhigung.

7. Ständige Präsenz :

Selbst wenn der Krankenpfleger beschäftigt ist, kann es beruhigend wirken, ab und zu, und sei es nur kurz, vorbeizuschauen, um den Zustand des Patienten zu überprüfen oder ihn einfach wissen zu lassen, dass er nicht allein ist.

8. Die Familie einbeziehen :
Wenn es möglich ist und vom Patienten gewünscht wird, kann das Einbeziehen der Familie oder der Angehörigen eine Quelle des Trostes sein. Sie können gemeinsam beruhigt werden und die Anwesenheit vertrauter Personen kann für zusätzliche Beruhigung sorgen.

9. Vertraulichkeit und Respekt :
Es ist von entscheidender Bedeutung, die Privatsphäre des Patienten zu respektieren und die Vertraulichkeit seiner medizinischen Informationen zu gewährleisten. Dies stärkt das Vertrauen zwischen dem Patienten und dem Krankenpfleger.

10. Professionalität :
Der Krankenpfleger muss nicht nur einfühlsam und verständnisvoll sein, sondern auch eine unerschütterliche Professionalität an den Tag legen. Das Vertrauen des Patienten wird gestärkt, wenn er weiß, dass er sich in den Händen einer kompetenten Fachkraft befindet.

Begrüßung und Vertrauensbildung sind nicht nur Gesten der Höflichkeit, sondern grundlegende Elemente der Patientenversorgung. Ein Patient, der sich sicher fühlt, ist kooperativer, versteht seine Behandlung besser und fühlt sich wertgeschätzt, was sich positiv auf seine Genesung und seine Gesamterfahrung mit dem Gesundheitssystem auswirken kann.

• Aufklärung des Patienten über seine Krankheit

Die Aufklärung eines Patienten über seine Krankheit ist ein wesentlicher Bestandteil der Behandlung, insbesondere in einer Spezialabteilung wie der für Infektionskrankheiten. Aufklärung hilft dem Patienten, seine Situation besser zu verstehen, aktiv an seiner eigenen Versorgung teilzunehmen und fundierte Entscheidungen zu treffen. Im Folgenden wird erläutert, wie diese Aufklärung auf effektive und einfühlsame Weise durchgeführt werden kann.

1. Eine Verbindung herstellen :
Bevor man auf medizinische Details eingeht, ist es entscheidend, eine vertrauensvolle Beziehung zum Patienten aufzubauen. Dies geschieht durch aktives Zuhören, das Verstehen seiner Sorgen und das Bestätigen seiner Gefühle.

2. Bewertung der Kenntnisse des Patienten :
Stellen Sie Fragen, um herauszufinden, was der Patient bereits über seine Krankheit weiß. Das gibt eine Grundlage, auf der man aufbauen kann, und verhindert, dass bereits bekannte Informationen wiederholt oder falsche Vorstellungen korrigiert werden.

3. Klare und prägnante Erklärung :
Verwenden Sie eine einfache Sprache und vermeiden Sie medizinischen Fachjargon so weit wie möglich. Analogien oder Metaphern können helfen, komplizierte Konzepte zu erklären. Beispielsweise könnte man das Immunsystem mit einer Armee vergleichen, die eine Burg gegen Eindringlinge verteidigt, um eine Infektion zu erklären.

4. Visuelle Unterstützung :
Schemata, Grafiken oder Modelle können dem Patienten helfen, seine Krankheit zu visualisieren und zu verstehen. Zum Beispiel kann es helfen, den Infektionsprozess zu verstehen, wenn man zeigt, wie ein Bakterium oder Virus in eine Zelle eindringt.

5. Implikationen der Diagnose :
Erklären Sie, was die Diagnose im Hinblick auf das
Fortschreiten der Krankheit, die Behandlung, mögliche
Nebenwirkungen und die Prognose bedeutet. Geben Sie
auch Informationen über Faktoren, die das Fortschreiten
beeinflussen könnten, wie Ernährung, körperliche Aktivität
oder Stress.

6. Verfügbare Behandlungen :
Beschreiben Sie die verschiedenen
Behandlungsmöglichkeiten, ihre Vor- und Nachteile sowie
den Grund, warum eine bestimmte Behandlung empfohlen
wurde. Dies gibt dem Patienten das Gefühl, die Kontrolle
zu haben und beteiligt zu sein.

7. Selbstverwaltung :
Klären Sie den Patienten darüber auf, wie er seine
Krankheit zu Hause bewältigen kann, z. B. durch die
Einnahme von Medikamenten, das Erkennen von
Anzeichen einer Verschlimmerung der Krankheit oder
Änderungen des Lebensstils, die helfen können.

8. Zusätzliche Ressourcen :
Stellen Sie Broschüren, Websites oder Selbsthilfegruppen
zur Verfügung, wo der Patient zusätzliche Informationen
oder Unterstützung erhalten kann. Es ist wichtig, dass
diese Ressourcen zuverlässig und evidenzbasiert sind.

9. Frageperioden :
Lassen Sie dem Patienten immer Zeit, um Fragen zu
stellen. Oft werden dann Bedenken oder
Missverständnisse offenbart und können angesprochen
werden.

10. Folge :
Setzen Sie Folgetermine an, um das Verständnis des
Patienten zu beurteilen, neue Fragen zu beantworten und
ggf. zusätzliche Informationen zu liefern.

Indem der Krankenpfleger den Patienten über seine Krankheit aufklärt, zeigt er nicht nur Einfühlungsvermögen und Unterstützung, sondern stärkt auch die Macht des Patienten über seine eigene Gesundheit. Ein gut informierter Patient ist besser gerüstet, um mit seiner Krankheit umzugehen, fundierte Entscheidungen zu treffen und mit seinem medizinischen Team zusammenzuarbeiten, um die bestmöglichen Ergebnisse zu erzielen.

Kapitel 3 :
UNVERZICHTBARE TECHNISCHE FÄHIGKEITEN

Proben und Analysen

• Wie man steril Proben entnimmt.

Die sterile Entnahme von Proben ist eine grundlegende Fähigkeit für alle Angehörigen der Gesundheitsberufe, insbesondere für diejenigen, die im Bereich der Infektionskrankheiten arbeiten. Die Aufrechterhaltung der Sterilität beim Sammeln von Proben gewährleistet, dass keine Kontamination stattfindet, die die Testergebnisse verfälschen könnte. Hier ist ein detaillierter Ansatz für dieses Verfahren :

1. Vorbereitung :
  • Waschen Sie Ihre Hände mindestens 20 Sekunden lang gründlich mit Wasser und Seife. Wenn das nicht möglich ist, verwenden Sie ein alkoholisches Händedesinfektionsmittel.
  • Ziehen Sie sterile Handschuhe an. Achten Sie darauf, dass Sie nur die Außenseite des Handschuhs berühren, um eine Kontamination zu vermeiden.
  • Halten Sie alle benötigten Materialien griffbereit: Abstrichtupfer, Röhrchen, Behälter usw.

2. Die richtigen Materialien auswählen :
  • Stellen Sie sicher, dass alle Behälter und Abstrichtupfer steril sind. Diese müssen einzeln verpackt sein und dürfen erst unmittelbar vor der Sammlung geöffnet werden.

- Verwenden Sie je nach der zu entnehmenden Probe (Urin, Blut, Rachenabstrich usw.) die richtige Art von Behälter oder Abstrichtupfer.

3. Vorbereitung der Entnahmestelle :
- In einigen Fällen muss die Entnahmestelle gereinigt werden, um Verunreinigungen von der Oberfläche zu entfernen. Verwenden Sie dazu einen Alkoholtupfer oder ein anderes geeignetes Antiseptikum.
- Lassen Sie die Stelle trocknen, damit das Antiseptikum wirksam ist und die Probe nicht verdünnt wird.

4. Erhebung der Probe :
- Gehen Sie schnell, aber sorgfältig vor, um das Risiko einer Kontamination zu minimieren.
- Bei Tupfern (z. B. Hals, Nase) führen Sie den Tupfer vorsichtig ein, drehen Sie ihn, um die Probe zu sammeln, und ziehen Sie ihn dann wieder heraus, ohne andere Oberflächen zu berühren.
- Bei Blutproben führen Sie die Nadel in die Vene ein, entnehmen das Blut in das dafür vorgesehene Röhrchen und ziehen die Nadel wieder heraus, wobei Sie darauf achten, dass Sie die Nadel nicht verunreinigen.
- Bei Urinproben kann es notwendig sein, den "mittleren Anteil" des Urins zu sammeln, um Verunreinigungen am Anfang und Ende des Urinflusses zu vermeiden.

5. Lagerung und Transport :
- Legen Sie die Probe in den dafür vorgesehenen Behälter.
- Verschließe den Behälter luftdicht, um ein Auslaufen und eine Verunreinigung zu verhindern.
- Beschriften Sie den Behälter mit den relevanten Details: Name des Patienten, Datum, Art der Probe etc.

- Legen Sie die Probe in eine Biohazard-Transporttasche oder in einen geeigneten Behälter.
- Liefern Sie es so schnell wie möglich an das Labor, um die Zuverlässigkeit der Ergebnisse zu gewährleisten.

6. Eliminierung :
- Entsorgen Sie alle verwendeten Materialien (Handschuhe, Abstrichtupfer, Tupfer) in einem Biohazard-Behälter.
- Waschen Sie sich erneut gründlich die Hände.

Indem sie diese Schritte befolgen, können Krankenpfleger und andere Angehörige der Gesundheitsberufe sicherstellen, dass die gesammelten Proben zuverlässig und frei von Verunreinigungen sind, wodurch genaue Testergebnisse gewährleistet werden.

• Kenntnis der gängigen diagnostischen Tests

Die Kenntnis der gängigen diagnostischen Tests ist für Krankenpfleger, die in der Abteilung für Infektionskrankheiten arbeiten, von entscheidender Bedeutung. Diese Tests ermöglichen es, den verantwortlichen Infektionserreger zu identifizieren, den Krankheitsverlauf zu überwachen und die Wirksamkeit von Behandlungen zu beurteilen. Im Folgenden finden Sie einen Überblick über häufig verwendete diagnostische Tests für Infektionskrankheiten :

1. Blutkultur :
Das ist die Entnahme von Blut zur Identifizierung von Bakterien oder Pilzen im Blut. Sie ist entscheidend bei der Diagnose von Blutvergiftungen (Sepsis).

2. Schulaufsätze :
Dies kann von verschiedenen Stellen wie Hals, Nase oder Wunden aus geschehen, um das Vorhandensein von

Mikroorganismen festzustellen. Abstriche können auf das Vorhandensein von Bakterien, Viren oder anderen Infektionserregern getestet werden.

3. Urinanalysen :
Nützlich zum Nachweis von Infektionen des Harntrakts. Dazu gehört die Urinkultur zur Identifizierung von Bakterien und die mikroskopische Untersuchung zum Nachweis von Leukozyten, Erythrozyten und Bakterien.

4. Antigen-Schnelltest :
Wird verwendet, um bestimmte Mikroorganismen durch den Nachweis ihrer Antigene schnell zu identifizieren. Z. B. der Streptokokken-Antigen-Schnelltest für Infektionen mit Streptokokken der Gruppe A.

5. PCR (Polymerase-Kettenreaktion) :
Eine Technik, bei der die DNA oder RNA des Krankheitserregers vervielfältigt wird, um den Nachweis zu erleichtern. Die PCR wird häufig zur Diagnose von Virusinfektionen wie HIV, Hepatitis oder COVID-19 eingesetzt.

6. Serologische Tests :
Diese Tests weisen Antikörper nach, die der Körper als Reaktion auf eine Infektion produziert. Sie sind nützlich, um Virusinfektionen wie Mononukleose und Hepatitis zu erkennen oder um festzustellen, ob eine Person gegen bestimmte Krankheiten immun ist.

7. Röntgen und Bildgebung :
Ein Röntgenbild der Lunge kann bei der Diagnose einer Lungenentzündung helfen. Andere bildgebende Verfahren wie CT oder MRT können verwendet werden, um Infektionen in anderen Teilen des Körpers zu lokalisieren.

8. Tests zur Empfindlichkeit gegenüber Antibiotika :
Wenn ein Bakterium identifiziert ist, kann es auf seine
Empfindlichkeit gegenüber verschiedenen Antibiotika
getestet werden. Dies leitet die Ärzte bei der Wahl der
wirksamsten Behandlung an.

9. Lumbalpunktion :
Ein Verfahren, bei dem eine Probe der Gehirn-
Rückenmarksflüssigkeit aus der Wirbelsäule entnommen
wird. Sie ist wichtig, um Infektionen wie Meningitis zu
diagnostizieren.

10. Biopsie und Histopathologie :
In manchen Fällen kann eine kleine Gewebeprobe
entnommen und unter dem Mikroskop auf Anzeichen einer
Infektion untersucht werden.

Für Krankenpfleger ist das Verständnis dieser Tests von
entscheidender Bedeutung, nicht nur für die korrekte
Durchführung und Verwaltung dieser Tests, sondern auch
für die Aufklärung und Information der Patienten. Es hilft
auch, die potenziellen Bedürfnisse des Patienten zu
verstehen und zu antizipieren, die Ergebnisse im klinischen
Kontext zu interpretieren und effektiv mit dem
medizinischen Team zusammenzuarbeiten, um eine
optimale Versorgung zu gewährleisten.

Verabreichung von Medikamenten

- **Antibiotikatherapie: Verabreichung und
  Überwachung**

Die Antibiotikatherapie ist das Rückgrat der Behandlung
vieler bakterieller Infektionen. Sie zielt darauf ab, Bakterien
abzutöten oder ihr Wachstum zu hemmen. Für die
Krankenpfleger in der Abteilung für Infektionskrankheiten
sind umfassende Kenntnisse über die Verabreichung und

Überwachung von Antibiotika von entscheidender Bedeutung, um die Wirksamkeit der Behandlung zu gewährleisten und mögliche Nebenwirkungen zu minimieren.

1. Auswahl des Antibiotikums :
Vor der Verabreichung ist es entscheidend, die Notwendigkeit eines Antibiotikums zu bestätigen, sicherzustellen, dass es für den vermuteten Infektionserreger geeignet ist, und die Empfindlichkeit der Bakterien gegenüber dem Antibiotikum zu überprüfen (mithilfe eines Empfindlichkeitstests).

2. Wege der Verabreichung :
- **Oral**: in Form von Tabletten, Kapseln oder Flüssigkeiten. Wichtig für die Behandlung zu Hause oder bei weniger schweren Infektionen.
- **Intravenös (IV)**: Bei schwereren Infektionen oder wenn der Patient keine oralen Medikamente einnehmen kann.
- **Intramuskulär (IM)**: Weniger häufig, wird aber bei bestimmten Medikamenten oder Situationen verwendet.

3. Dosierung und Häufigkeit :
Es ist entscheidend, sicherzustellen, dass der Patient die richtige Dosis im richtigen Intervall erhält. Eine falsche Dosis oder ein ungeeignetes Intervall kann die Wirksamkeit der Behandlung verringern oder das Risiko von Nebenwirkungen erhöhen.

4. Überwachung der Wirksamkeit :
- Verfolgen Sie die Symptome des Patienten, um sicherzustellen, dass sie sich bessern.
- Überwachen Sie die Kulturen (z. B. Blutkulturen), um zu überprüfen, ob die Bakterien abnehmen oder verschwinden.

- Führen Sie regelmäßig Tests durch, um die Bakterienlast oder andere Indikatoren für eine Infektion zu überwachen.

5. Überwachung von Nebenwirkungen :
Antibiotika können eine Reihe von Nebenwirkungen haben, die von allergischen Reaktionen bis hin zu Magen-Darm-Beschwerden reichen.
- **Allergische Reaktionen**: Hautausschlag, Juckreiz, Schwellungen, Atembeschwerden. In seltenen Fällen kann es zu einer schweren anaphylaktischen Reaktion kommen.
- **Gastrointestinale Wirkungen**: Übelkeit, Erbrechen, Durchfall.
- **Auswirkungen auf die Darmflora**: Einige Antibiotika können das Gleichgewicht der "guten" Bakterien im Darm stören, was zu Infektionen mit Clostridium difficile führen kann.
- Wechselwirkungen mit **Medikamenten**: Einige Antibiotika können mit anderen Medikamenten wechselwirken und deren Wirksamkeit oder Nebenwirkungen verändern.

6. Patientenaufklärung :
Es ist sehr wichtig, den Patienten darüber zu informieren, dass es wichtig ist, die gesamte Behandlung abzuschließen, auch wenn er sich besser fühlt. Dadurch wird das Risiko einer Antibiotikaresistenz verringert. Außerdem sollte der Patient über mögliche Nebenwirkungen und die Notwendigkeit, ungewöhnliche Symptome zu melden, aufgeklärt werden.

7. Resistenz gegen Antibiotika :
Krankenpfleger müssen sich des Risikos von Antibiotikaresistenzen bewusst sein. Der unsachgemäße oder übermäßige Einsatz von Antibiotika kann zur

Entstehung resistenter Bakterien führen, wodurch Infektionen schwerer zu behandeln sind.

Die richtige Verabreichung und Überwachung von Antibiotika ist entscheidend, um ihre Wirksamkeit zu maximieren und die Risiken zu minimieren. Der Krankenpfleger spielt in diesem Prozess eine zentrale Rolle, indem er sicherstellt, dass der Patient das richtige Medikament in der richtigen Dosis zur richtigen Zeit erhält, und gleichzeitig das Ansprechen auf die Behandlung und mögliche Nebenwirkungen genau überwacht.

• Impfung: Techniken und Bedeutung.
Die Impfung ist eine der wirksamsten und kostengünstigsten Methoden zur Verhinderung von Infektionskrankheiten. Sie hat die öffentliche Gesundheit verändert, da es ihr gelungen ist, Krankheiten wie die Pocken auszurotten und die Inzidenz anderer Krankheiten wie Polio, Masern und Diphtherie erheblich zu senken. Für Krankenpfleger, die sich mit Infektionskrankheiten befassen, ist das Impfen eine Kernkompetenz.

1. Grundlagen verstehen :
- **Impfstoffe**: Impfstoffe können aus lebenden, abgeschwächten Krankheitserregern, inaktivierten Erregern, Toxoiden oder Fragmenten des Krankheitserregers bestehen.
- **Wirkmechanismus**: Impfstoffe ahmen eine Infektion nach, ohne eine Krankheit zu verursachen. Sie regen das Immunsystem an, eine Antwort zu produzieren, einschließlich der Produktion von Antikörpern. Wenn der Patient dann dem tatsächlichen Krankheitserreger ausgesetzt wird, kann sein Immunsystem ihn erkennen und schnell bekämpfen.

2. Impftechniken :
- **Intramuskulär (IM)**: Der Impfstoff wird in den Muskel gespritzt, normalerweise in den Oberarm oder den Oberschenkel.
- **Subkutan (SC)**: Der Impfstoff wird unter die Haut gespritzt.
- **Intradermal (ID)**: Wird in die oberste Hautschicht injiziert.
- **Oral**: Der Impfstoff wird über den Mund verabreicht, oft in flüssiger Form.

3. Bedeutung der Impfung :
- **Individueller Schutz**: Die Impfung schützt den Einzelnen direkt vor potenziell schweren Krankheiten.
- **Kollektive (oder Gruppen-) Immunität** : Wenn ein großer Teil der Bevölkerung geimpft ist, ist es für eine Krankheit schwieriger, sich auszubreiten. Dies schützt sogar diejenigen, die nicht geimpft werden können, wie z. B. Personen, die immunsupprimiert oder allergisch gegen einen Impfstoff sind.
- **Ausrottung von Krankheiten** : Mit einer ausreichenden Durchimpfungsrate ist es möglich, bestimmte Krankheiten vollständig zu eliminieren.

4. Herausforderungen bei der Impfung :
- Zögern bei der **Impfung**: Bedenken hinsichtlich der Sicherheit von Impfstoffen, religiöse oder persönliche Überzeugungen oder mangelnde Informationen können dazu führen, dass man zögert, sich impfen zu lassen.
- **Zugang zu Impfstoffen**: In bestimmten Regionen oder für bestimmte Bevölkerungsgruppen kann der Zugang zu Impfstoffen aufgrund von Kosten, Verteilungsproblemen oder Konflikten eingeschränkt sein.

5. Rolle des Krankenpflegers :

- **Verabreichung**: Krankenpfleger spielen oft eine zentrale Rolle bei der Verabreichung von Impfstoffen und stellen sicher, dass die richtige Technik angewendet wird.
- **Aufklärung**: Sie informieren Patienten und Familien über die Vorteile und potenziellen Risiken der Impfung und gehen auf ihre Bedenken ein.
- **Überwachung**: Nach der Impfung überwachen Krankenpfleger die Patienten auf mögliche Nebenwirkungen oder Nebenreaktionen.
- **Führen von Aufzeichnungen**: Krankenpfleger stellen sicher, dass Impfungen ordnungsgemäß dokumentiert werden, und helfen so, genaue Gesundheitsaufzeichnungen zu führen.

Impfungen sind ein entscheidender Bestandteil der Präventivmedizin, und Krankenpfleger für Infektionskrankheiten stehen bei dieser lebenswichtigen Initiative oft an vorderster Front. Sie verabreichen nicht nur Impfstoffe, sondern spielen auch eine entscheidende Rolle bei der Aufklärung der Patienten und der Überwachung der Auswirkungen nach der Impfung.

Umgang mit Komplikationen

• Erkennen von Anzeichen einer Notlage bei einem Patienten.

Das schnelle Erkennen von Anzeichen einer Notlage bei einem Patienten ist eine entscheidende Fähigkeit für alle Angehörigen der Gesundheitsberufe, auch für Krankenpfleger, die mit Infektionskrankheiten befasst sind. Das frühzeitige Erkennen dieser Zeichen kann ein sofortiges Eingreifen ermöglichen, was die Prognose des Patienten deutlich verbessern kann. Die Anzeichen von

Distress können je nach Ursache des Distresses (Atmung, Herz, Neurologie usw.) variieren, doch bestimmte Anzeichen und Symptome sind in vielen Distress-Situationen häufig zu beobachten.

1. Atemnot :
- Schnelle oder flache Atmung.
- Einsatz von Nebenmuskeln zum Atmen (z. B. Nackenmuskeln).
- Zyanose (bläuliche Tönung der Haut, insbesondere um die Lippen und Nägel)
- Abnormale Atemgeräusche wie Pfeifen oder Schnarchen
- Abgeschnittenes Sprechen oder die Unfähigkeit, Sätze mit einem Atemzug zu beenden.
- Unruhe oder Verwirrung aufgrund einer verminderten Sauerstoffversorgung des Gehirns.

2. Herzversagen :
- Schmerzen oder Unwohlsein in der Brust
- Unregelmäßigkeiten des Herzrhythmus.
- Schwindel oder leichtes Kopfgefühl.
- Kurzatmigkeit.
- Kalter Schweiß.
- Übelkeit oder Erbrechen.
- Unerklärliche Müdigkeit.

3. Neurologische Notlage :
- Plötzliche Veränderungen des Sehvermögens.
- Verwirrung oder Beeinträchtigung des Geisteszustands.
- Schwierigkeiten beim Sprechen oder Verstehen.
- Verlust der Koordination oder des Gleichgewichts
- Plötzliche Schwäche oder Taubheit, vor allem auf einer Körperseite.
- Starke oder ungewöhnliche Kopfschmerzen.

4. Gastrointestinale Beschwerden :
   - Starkes und anhaltendes Erbrechen oder Durchfall
   - Starke Bauchschmerzen.
   - Blut im Erbrochenen oder im Stuhl.
   - Aufgetriebener Bauch.

5. Allgemeine Anzeichen für eine Notlage :
   - Plötzliche Veränderung des Bewusstseinszustands.
   - Schwere Angstzustände oder Unruhe.
   - Blasse, kalte oder feuchte Haut.
   - Tachykardie (schneller Herzschlag) oder Bradykardie (langsamer Herzschlag).
   - Hoher oder niedriger Blutdruck.
   - Verminderte oder fehlende Urinproduktion.

6. Psychische Notlage :
   - Desorientierung oder Verwirrung.
   - Paranoia oder Halluzinationen.
   - Unzusammenhängende Rede oder unorganisierte Gedanken.
   - Unruhiges oder aggressives Verhalten
   - Selbstmordgedanken oder selbstzerstörerisches Verhalten

Angesichts dieser Anzeichen ist ein schnelles Eingreifen von entscheidender Bedeutung. Krankenpfleger müssen die Situation einschätzen, den Patienten nach Möglichkeit stabilisieren, das medizinische Team schnell informieren und den Patienten gegebenenfalls für weitere Eingriffe oder Diagnosen vorbereiten. Sie spielen auch eine Schlüsselrolle bei der Kommunikation mit dem Patienten und seiner Familie, indem sie in diesen kritischen Momenten Informationen, Unterstützung und Orientierung bieten.

• Erste Hilfe bei Atemnot, septischem Schock usw.

Die sofortige Versorgung eines Patienten in Not ist lebenswichtig, um seinen Zustand zu stabilisieren und möglichen Komplikationen vorzubeugen. Krankenpfleger, die häufig an vorderster Front stehen, müssen gut in Erste-Hilfe-Maßnahmen in verschiedenen Notfallsituationen geschult sein. Hier erfahren Sie, wie Sie bei Atemnot, septischem Schock und anderen häufig auftretenden Notfällen vorgehen sollten:

1. Atemnot :
   - **Position**: Achten Sie darauf, dass sich der Patient in einer halb sitzenden Position befindet, um das Atmen zu erleichtern.
   - **Atemwege**: Stellen Sie sicher, dass die Atemwege des Patienten frei sind. Beseitigen Sie alle sichtbaren Hindernisse.
   - Sauerstoff: Verabreichen Sie Sauerstoff gemäß den örtlichen Richtlinien oder Protokollen.
   - **Beurteilung**: Hören Sie mit einem Stethoskop auf die Atmung des Patienten, um mögliche abnormale Geräusche zu erkennen.
   - **Medikation**: Falls verordnet, verabreichen Sie Bronchodilatatoren oder andere notwendige Medikamente.
   - **Überwachung**: Beobachten Sie den Patienten weiterhin und seien Sie bereit, bei einem Atemstillstand einzugreifen.

2. Septischer Schock :
   - **Erkennen**: **Erkennen** Sie schnell die Symptome eines septischen Schocks wie Verwirrung, schnelle Atmung, Tachykardie, Fieber oder Unterkühlung, niedriger Blutdruck.
   - **Flüssigkeit**: Verabreichen Sie sofort intravenöse Flüssigkeiten, um den Blutdruck zu erhöhen.

- **Medikation**: Verabreichen Sie so bald wie möglich Antibiotika, idealerweise nach der Entnahme von Blutkulturen.
- **Überwachung**: **Überwachen Sie** die Vitalzeichen, die Diurese und die Sauerstoffversorgung des Patienten. Passen Sie die Behandlung an die Entwicklung des Patienten an.
- **Unterstützung**: Atemunterstützung und vasoaktive Medikamente können erforderlich sein, um eine angemessene Sauerstoffversorgung und einen angemessenen Blutdruck aufrechtzuerhalten.

3. Herzstillstand :
- **Anruf**: Alarmieren Sie sofort das medizinische Team oder bitten Sie jemanden, dies zu tun.
- **Herz-Lungen-Wiederbelebung (HLW)**: Beginnen Sie sofort mit der HLW, wenn der Patient keine Lebenszeichen zeigt.
- **Defibrillation**: Verwenden Sie einen automatisierten externen Defibrillator (AED), falls verfügbar, und befolgen Sie die Anweisungen des Geräts.
- **Medikation**: Je nach den örtlichen Protokollen verabreichen Sie Medikamente wie Adrenalin.

4. Starke Blutungen :
- **Kompression**: Üben Sie mit einem Verband oder einem sauberen Tuch direkten Druck auf die Wunde aus, um die Blutung zu stillen.
- **Hochlagern**: Wenn möglich, lagern Sie den blutenden Körperteil hoch.
- **Überwachung**: **Überwachen Sie** die Vitalzeichen des Patienten. Achten Sie darauf, dass er keine Anzeichen eines Schocks aufgrund des Blutverlusts zeigt.
- **Zusätzliche Behandlungen**: Je nach Situation können Nähte, Klammern oder andere Eingriffe erforderlich sein.

In jedem Fall ist es, sobald sich die unmittelbare Situation stabilisiert hat, entscheidend, die zugrunde liegende Ursache des Problems zu bewerten und eine angemessene Behandlung anzubieten. Ständige Weiterbildung und regelmäßiges Üben von Erste-Hilfe-Maßnahmen sind entscheidend, um eine effektive Behandlung in Notfallsituationen zu gewährleisten.

Kapitel 4 :
HYGIENEMAßNAHMEN UND
VERHINDERUNG DER ÜBERTRAGUNG

Grundlegende Prinzipien
der Krankenhaushygiene

- **Hände waschen, PSA (persönliche Schutzausrüstung) tragen.**

Die Infektionsprävention ist ein Grundpfeiler der Krankenpflege, und dies gilt insbesondere in einer Abteilung, die sich mit Infektionskrankheiten befasst. Händewaschen und das angemessene Tragen von persönlicher Schutzausrüstung (PSA) sind zwei wesentliche Maßnahmen, um die Übertragung von Infektionserregern zu minimieren.

Hände waschen :
Händewaschen ist eine der wirksamsten Maßnahmen, um die Übertragung von Infektionen zu verhindern.
- Wann man sich die Hände waschen sollte :
  - Vor und nach dem direkten Kontakt mit einem Patienten.
  - Vor der Durchführung einer aseptischen Aufgabe.
  - Nach dem Ausziehen der Handschuhe
  - Nach Kontakt mit Körperflüssigkeiten, Schleimhäuten, nicht intakten Verbänden oder verschmutzten Gegenständen.
  - Nach Berührung der unmittelbaren Umgebung des Patienten.
- Wie man sich die Hände wäscht :
  - Verwenden Sie Wasser und Seife für eine manuelle Waschung oder eine

hydroalkoholische Lösung für eine Desinfektion ohne Wasser.

- Reiben Sie die Hände zusammen und vergessen Sie dabei nicht die Bereiche zwischen den Fingern, die Handrücken und die Daumen.
- Spülen und gründlich abtrocknen.

Tragen von PSA :

Die richtige Verwendung von PSA ist entscheidend für den Schutz sowohl der Beschäftigten im Gesundheitswesen als auch der Patienten.

- Arten von PSA :
  - **Handschuhe**: Zum Schutz der Hände beim Kontakt mit Körperflüssigkeiten, Schleimhäuten oder nicht intakter Haut.
  - **Masken und Atemschutzgeräte**: zum Schutz von Nase und Mund vor Tröpfchen und Partikeln in der Luft.
  - **Augenschutz**: wie z. B. Brillen oder Gesichtsschirme, um die Augen vor Spritzern oder Tröpfchen zu schützen.
  - **Kittel**: Zum Schutz der Haut und zur Verhinderung der Kontamination der Kleidung beim Umgang mit infektiösen Stoffen.
- An- und Ablegen der PSA :
  - Es ist entscheidend, sich mit dem korrekten Verfahren zum An- und Ablegen der PSA vertraut zu machen, um eine Kreuzkontamination zu vermeiden.
  - **Anlegen**: Gehen Sie immer vom saubersten zum am wenigsten sauberen Teil vor. Ziehen Sie z. B. zuerst die Maske, dann den Kittel und dann die Handschuhe an.
  - **Rückzug**: Gehen Sie umgekehrt vor. Beginnen Sie mit dem am stärksten verschmutzten Teil, in der Regel den

Handschuhen, dann dem Kittel und schließlich der Maske.
- Waschen Sie sich nach dem Ablegen der PSA immer die Hände.
- Pflege der PSA :
  - Viele PSA sind Einwegartikel und müssen nur einmal verwendet werden.
  - Achten Sie bei wiederverwendbarer PSA darauf, dass Sie sie gemäß den Richtlinien des Herstellers und den Krankenhausprotokollen reinigen und desinfizieren.

Regelmäßige Schulungen und Erinnerungen an die richtige Verwendung der PSA und das Händewaschen sind entscheidend, um sicherzustellen, dass diese Praktiken ständig befolgt und mit den neuesten Empfehlungen aktualisiert werden.

• Flächendesinfektion und Management von medizinischen Abfällen.

Die Desinfektion von Oberflächen und die ordnungsgemäße Entsorgung von medizinischen Abfällen sind entscheidend für die Aufrechterhaltung einer sicheren Umgebung und die Minimierung des Infektionsrisikos. Diese Praktiken sind entscheidend für den Schutz der Patienten, des medizinischen Personals und der Öffentlichkeit.

Desinfektion von Oberflächen :
- **Warum es wesentlich ist**: Oberflächen können leicht mit pathogenen Mikroorganismen kontaminiert werden, insbesondere in einem medizinischen Umfeld. Daher ist es entscheidend, regelmäßig zu desinfizieren, um ihre Ausbreitung zu verhindern.
- Arten von Desinfektionsmitteln :
  - Desinfektionsmittel auf Alkoholbasis.

- Oxidationsmittel wie Bleichmittel.
- Quaternäre Ammoniumderivate.
- Und viele andere, je nach Bedarf und Art des Krankheitserregers.
- Verfahren:
  - Reinigen Sie die Oberfläche zunächst mit Wasser und Spülmittel, um sichtbaren Schmutz zu entfernen.
  - Tragen Sie das Desinfektionsmittel gemäß den Anweisungen des Herstellers auf.
  - Lassen Sie die empfohlene   Zeit einwirken, um eine optimale Wirkung zu erzielen.
  - Bei Bedarf   spülen.
- **Häufigkeit**: Bestimmte Oberflächen, insbesondere solche, die häufig berührt werden (Türgriffe, Haltegriffe, Arbeitsflächen), müssen regelmäßig desinfiziert werden, in Hochrisikobereichen sogar mehrmals täglich.

Management von medizinischen Abfällen :
- Klassifizierung :
  - **Infektiöser Abfall**: Material, das mit Blut oder anderen Körperflüssigkeiten kontaminiert ist, z. B. Verbände, Handschuhe, Spritzen usw.
  - **Scharfer Abfall** : Nadeln, Skalpelle und andere Gegenstände, die durchstechen oder schneiden können.
  - **Pharmazeutische Abfälle**: Abgelaufene, nicht verwendete oder kontaminierte Medikamente.
  - **Chemische Abfälle**: Desinfektionsmittel, Lösungsmittel etc.
  - **Radioaktiver Abfall** : Produkte oder Materialien, die einer Strahlung ausgesetzt sind.

- Sammeln :
  - Verwenden Sie für jede Abfallart spezielle Behälter.
  - Scharfer Abfall sollte in festen, dichten Behältern aufbewahrt werden, um Unfälle zu vermeiden.
  - Beutel für infektiösen Abfall müssen stabil und durchstoßfest sein.
- Lagerung und Transport :
  - Lagern Sie den Abfall an einem sicheren Ort, abseits von der Öffentlichkeit und von Durchgangsbereichen.
  - Der Transport sollte von geschulten Personen durchgeführt werden, die geschlossene und beschriftete Behälter verwenden.
- Behandlung und Entsorgung :
  - Die Verbrennung wird üblicherweise für infektiösen Abfall und scharfkantige Abfälle verwendet.
  - Chemische Abfälle benötigen eine spezielle Behandlung, um sie zu neutralisieren.
  - Pharmazeutische Abfälle können je nach ihrer Art verbrannt oder neutralisiert werden.
- Unfallverhütung :
  - Die ständige Weiterbildung des Personals ist für die Unfallverhütung von entscheidender Bedeutung.
  - Bei der Handhabung des Abfalls   P S A tragen.
  - Kappen Sie die Nadeln nach Gebrauch niemals wieder ein.

Die Desinfektion von Oberflächen und eine sorgfältige Entsorgung von medizinischen Abfällen sind für eine sichere Umgebung unerlässlich. Schulungen, standardisierte Verfahren und ständige Wachsamkeit sind der Schlüssel zur Vermeidung von Infektionen und zum Schutz aller.

Isolierung von Patienten

Arten der Isolation: Kontakt, Tröpfchen, Luft.

Die Isolierung ist eine in Krankenhäusern häufig angewandte vorbeugende Maßnahme, um die Ausbreitung von Infektionserregern zu verhindern. Die Isolationsprotokolle basieren auf der Art und Weise, wie ein bestimmter Krankheitserreger übertragen wird. Das Verständnis und die korrekte Anwendung dieser Arten der Isolierung ist entscheidend für den Schutz sowohl der Patienten als auch des medizinischen Personals.

1. Isolation durch Kontakt :

- **Ziel**: Verhinderung der Übertragung von Krankheitserregern, die sich durch direkten Kontakt (Berührung des Patienten) oder indirekten Kontakt (Berührung von Gegenständen oder Oberflächen, die der Patient berührt hat) ausbreiten.
- **Häufige Indikationen**: Infektionen mit Clostridium difficile, Methicillin-resistenten Staphylococcus aureus (MRSA), Carbapenem-resistenten Enterobakterien usw.
- Vorbeugende Maßnahmen :
  - Verwendung von Handschuhen und Kitteln beim Betreten des Patientenzimmers.
  - Regelmäßige Desinfektion der Oberflächen.
  - Häufiges Händewaschen mit Wasser und Seife oder einer hydro-alkoholischen Lösung.

2. Isolierung durch Tröpfchen :

- **Ziel**: Verhinderung der Übertragung von Krankheitserregern, die durch große Tröpfchen verbreitet werden, wenn eine infizierte Person hustet, niest oder spricht.
- **Häufige Indikationen**: Grippe, Keuchhusten, bestimmte Meningitis, Parvovirus B19-Infektion usw.
- Vorbeugende Maßnahmen :

- Tragen einer chirurgischen Maske beim Betreten des Patientenzimmers.
- Der Patient sollte eine Maske tragen, wenn er aus seinem Zimmer transportiert wird.
- Besuche sollten eingeschränkt werden und Besucher sollten darüber informiert werden, wie wichtig es ist, eine Maske zu tragen.

3. Luftisolation :
- **Ziel**: Verhinderung der Übertragung von Krankheitserregern, die sich über Feinstaubpartikel verbreiten, die über lange Zeiträume in der Luft schweben können.
- **Häufige Indikationen**: Tuberkulose, Windpocken (Chickenpox), Masern und einige hoch pathogene Grippestämme.
- Vorbeugende Maßnahmen :
    - Verwendung eines Atemgeräts des Typs N95 oder eines gebläseunterstützten Atemschutzgeräts (PAPR) beim Betreten des Patientenzimmers.
    - Im Patientenzimmer muss ein Unterdruck herrschen, damit die Luftpartikel nicht austreten können.
    - Die Zimmertüren sollten geschlossen bleiben und der Patient sollte so lange wie möglich in seinem Zimmer bleiben.
    - Der Patient sollte eine chirurgische Maske tragen, wenn er außerhalb seines Zimmers transportiert werden muss.

Bei jeder Art von Isolierung ist es wichtig, die Empfehlungen strikt zu befolgen, die Isolierungsvorkehrungen deutlich außerhalb des Patientenzimmers anzubringen und sicherzustellen, dass der Patient, seine Familie und Besucher die Bedeutung und die Gründe für diese Maßnahmen verstehen. Die kontinuierliche Schulung und Sensibilisierung des medizinischen Personals ist von entscheidender Bedeutung, um die Wirksamkeit dieser Isolationsprotokolle zu gewährleisten.

• Einführung und Einhaltung von Protokollen

Die Einführung und strikte Einhaltung von Protokollen in Krankenhäusern ist für die Sicherheit der Patienten und des medizinischen Personals von größter Bedeutung. Protokolle sollen eine qualitativ hochwertige Pflege ermöglichen, medizinische Fehler minimieren und die Ausbreitung von Infektionen verringern. Lassen Sie uns dieses Thema flüssig angehen.

Erarbeitung von Protokollen:

Alles beginnt mit der Erstellung von Protokollen. Sie sind in der Regel das Ergebnis einer Zusammenarbeit zwischen medizinischen Experten, die sich auf die besten verfügbaren wissenschaftlichen Erkenntnisse stützen. Diese Protokolle spiegeln eine Kombination aus klinischer Forschung, Erfahrung und fachlichem Konsens wider.

Die Bedeutung von Protokollen:

Protokolle wirken wie ein Kompass für das Pflegepersonal. Sie bieten klare Richtlinien für die zu befolgenden Verfahren und stellen so sicher, dass jeder Patient das gleiche Maß an qualitativ hochwertiger Pflege erhält. Darüber hinaus spielen sie eine entscheidende Rolle bei der Prävention und Kontrolle von Infektionen und minimieren so die Risiken, die mit uneinheitlichen oder fehlerhaften Praktiken verbunden sind.

Implementierung von Protokollen:

Ein einmal erstelltes Protokoll muss richtig eingeführt werden. Dazu gehört oftmals eine Schulung, um sicherzustellen, dass jeder über seine Existenz Bescheid weiß und seine Bedeutung versteht. Workshops,

Simulationen und praktische Demonstrationen können hierbei wertvolle Hilfsmittel sein.

Überwachung und Respekt:
Ein Protokoll zu erstellen ist jedoch nicht genug. Ebenso entscheidend ist es, seine Einhaltung regelmäßig zu überwachen. Interne Audits können durchgeführt werden, um die Einhaltung zu bewerten. Werden Abweichungen festgestellt, müssen die Ursachen dafür ermittelt werden, sei es aufgrund mangelnder Kenntnis des Protokolls, unzureichender Ressourcen oder anderer Faktoren.

Aktualisierung der Protokolle:
Die Medizin ist ein Bereich, der sich ständig weiterentwickelt. Es werden neue Forschungsergebnisse veröffentlicht, neue Methoden entwickelt und neue Geräte eingeführt. Daher müssen Protokolle regelmäßig überprüft und aktualisiert werden, um diese Fortschritte widerzuspiegeln.

Die Kultur der Sicherheit:
Der Erfolg der Einführung und Einhaltung von Protokollen hängt weitgehend von der Kultur der Einrichtung ab. Die Einführung einer Sicherheitskultur, in der jeder ermutigt wird, Probleme ohne Angst vor Repressalien zu melden, ist von entscheidender Bedeutung. In einem solchen Umfeld werden Fehler als Lernmöglichkeiten und nicht als zu bestrafende Verfehlungen gesehen.

Das Engagement aller:
Schließlich ist die Einhaltung der Protokolle eine gemeinsame Verantwortung. Vom Chefarzt über Pflegehelfer, Krankenpfleger und Techniker bis hin zu den Patienten hat jeder eine Rolle zu spielen, um sicherzustellen, dass die Verfahren genau eingehalten werden.

Protokolle sind mehr als nur Dokumente; sie spiegeln die besten medizinischen Praktiken wider. Ihre strikte Umsetzung und Einhaltung gewährleistet die Qualität der Pflege, die Sicherheit der Patienten und den Ruf der Einrichtung. Gerade im medizinischen Bereich, in dem die Fehlerquote oft gering ist, ist es unerlässlich, dass jede Handlung von nachgewiesenem Fachwissen und klaren Richtlinien geleitet wird.

Prävention in der Gemeinde

• Aufklärung der Öffentlichkeit über Infektionskrankheiten.

Die Aufklärung der Öffentlichkeit über Infektionskrankheiten ist von entscheidender Bedeutung, nicht nur um den Einzelnen zu schützen, sondern auch um die Gesundheit der Gemeinschaft als Ganzes zu sichern. Eine gut informierte Öffentlichkeit ist besser darauf vorbereitet, fundierte Entscheidungen über ihre Gesundheit zu treffen und sich präventiv zu verhalten. Hier ist eine Erkundung dieses Themas in fließenden und vertiefenden Begriffen.

Das **Verständnis** von Infektionskrankheiten beginnt mit der Erkenntnis, dass Krankheitserreger wie Bakterien, Viren, Pilze und Parasiten beim Menschen Krankheiten verursachen können. Diese Erreger können auf unterschiedliche Weise übertragen werden, z. B. durch direkten Kontakt, Tröpfcheninfektion, über die Luft oder durch Vektoren wie Mücken.

Aufklärung ist der erste Schritt zur Prävention. Wenn die Menschen verstehen, wie sich eine Krankheit ausbreitet, sind sie eher bereit, Verhaltensweisen anzunehmen, die ihr Infektionsrisiko verringern. Dazu könnten so einfache Dinge gehören wie regelmäßiges Händewaschen oder zu Hause zu bleiben, wenn man krank ist, um zu verhindern, dass man eine Krankheit auf andere überträgt.

Auch die **Entmystifizierung** ist von entscheidender Bedeutung. Ausbrüche wie der von COVID-19 haben gezeigt, wie sich Fehlinformationen genauso schnell verbreiten können wie das Virus selbst. Es ist von entscheidender Bedeutung, dass die Öffentlichkeit Zugang zu genauen und zuverlässigen Informationen hat, um Mythen und falschen Vorstellungen entgegenzuwirken.

Die Impfung ist ein weiteres entscheidendes Thema bei der Aufklärung über Infektionskrankheiten. Es ist von entscheidender Bedeutung, der Öffentlichkeit die Vorteile der Impfung zu vermitteln, nicht nur für den individuellen Schutz, sondern auch für den Schutz derjenigen, die nicht geimpft werden können, durch das Konzept der kollektiven Immunität.

Darüber hinaus spielt eine umfassende **Sexualerziehung eine** entscheidende Rolle bei der Prävention von sexuell übertragbaren Krankheiten. Ein klares Verständnis von sicheren Sexualpraktiken und Schutzmöglichkeiten ist entscheidend, um die Verbreitung dieser Infektionen zu verringern.

Es ist auch wichtig, die Öffentlichkeit über die **Resistenz gegen antimikrobielle Mittel** aufzuklären, die sich zu einer ernsthaften Bedrohung für die globale Gesundheit entwickelt. Das Verständnis der Gefahren einer Über- oder Fehlanwendung von Antibiotika ist entscheidend, um ihre langfristige Wirksamkeit zu gewährleisten.

Die **Zusammenarbeit** mit den Medien ist für die Aufklärung der Öffentlichkeit von grundlegender Bedeutung. Gesundheitsfachkräfte müssen Hand in Hand mit Journalisten arbeiten, um sicherzustellen, dass die verbreiteten Informationen sowohl genau als auch zugänglich sind.

Die Aufklärung der Öffentlichkeit über Infektionskrankheiten ist eine Investition in die Zukunft. Eine informierte Öffentlichkeit ist nicht nur besser darauf vorbereitet, sich vor Infektionen zu schützen, sie ist auch eher bereit, politische Maßnahmen und Programme zu unterstützen, die die öffentliche Gesundheit stärken. In einer vernetzten Welt, in der eine Epidemie schnell zu einer Pandemie werden kann, ist diese Aufklärung wichtiger denn je.

• Impfkampagnen und die Bedeutung der Immunisierung.

Die Bedeutung von Impfkampagnen und Immunisierung liegt grundsätzlich in ihrer Fähigkeit, lebensbedrohliche Krankheiten zu verhindern und die Gesundheit von Gemeinschaften zu erhalten. Mit einem fließenden Ansatz wollen wir diese entscheidende Rolle und ihre Auswirkungen auf die globale öffentliche Gesundheit untersuchen.

Im Laufe der Jahrhunderte waren **Infektionskrankheiten** unerbittliche Sensenmänner von Leben. Von Pocken über Polio bis hin zu Masern und Diphtherie haben diese Krankheiten Bevölkerungen dezimiert und verwüstete Gemeinden zurückgelassen. Doch dank der Fortschritte in Wissenschaft und Medizin haben wir wirksame Impfstoffe entwickelt, die bei breiter Verabreichung diese Bedrohungen beseitigen oder erheblich reduzieren können.

Impfkampagnen sind orchestrierte Initiativen, die darauf abzielen, einen Großteil der Bevölkerung gegen eine oder mehrere bestimmte Krankheiten zu impfen. Sie werden häufig als Reaktion auf Epidemien oder als Präventivmaßnahme in Gebieten mit hohem Epidemierisiko durchgeführt. Diese Kampagnen können sich an die gesamte Bevölkerung oder an bestimmte Gruppen wie Kinder oder ältere Menschen richten.

Die Schönheit der **Immunisierung** liegt in ihrem doppelten Nutzen. Zunächst einmal schützt sie die Person, die geimpft wird. Wenn diese Person mit dem Erreger in Kontakt kommt, ist ihr Immunsystem bereit, die Krankheit zu bekämpfen. Über diesen individuellen Schutz hinaus gibt es aber auch einen kollektiven Nutzen. Wenn ein ausreichend hoher Anteil einer Gemeinschaft immun ist, entsteht eine sogenannte **kollektive Immunität** oder **Gruppenimmunität**. Das bedeutet, dass auch nicht immunisierte Personen geschützt sind, da die Ausbreitung der Krankheit behindert wird. Auf diese Weise werden die am stärksten gefährdeten Personen wie Säuglinge, ältere Menschen oder Personen, die aus medizinischen Gründen nicht geimpft werden können, indirekt geschützt.

Es ist von entscheidender Bedeutung, die Bedeutung von Impfkampagnen im **wirtschaftlichen** und **sozialen** Kontext hervorzuheben. Epidemien können Volkswirtschaften lahmlegen, was zu Produktivitätsverlusten und hohen medizinischen Kosten führt. Impfkampagnen erfordern zwar eine Anfangsinvestition, sind aber oft viel billiger als die Kosten für die Bewältigung einer großen Epidemie.

Die Immunisierung ist jedoch nicht ohne **Herausforderungen**. Misstrauen gegenüber Impfstoffen, das durch Fehlinformationen geschürt wird, kann die Bemühungen um eine Immunisierung behindern. Daher ist es so wichtig, die Öffentlichkeit aufzuklären und die Mythen rund um Impfstoffe zu zerstreuen.

Impfkampagnen und die Bedeutung der Immunisierung gehen über einfache Gesundheitsstatistiken hinaus. Sie verkörpern die Hoffnung auf eine Welt, in der Kinder ohne

Angst vor einst verheerenden Krankheiten aufwachsen können. Sie sind ein Zeugnis für die Kraft der menschlichen Zusammenarbeit und der wissenschaftlichen Innovation, die zusammenarbeiten, um eine gesündere Zukunft für alle zu schmieden.

Kapitel 5 :
EMOTIONALE UND ETHISCHE
HERAUSFORDERUNGEN

Umgang mit Stress und emotionaler Belastung

- **Bedeutung der Dekompression und der Unterstützung unter Kollegen.**

Die Arbeit im Gesundheitssystem, insbesondere in einer Abteilung für Infektionskrankheiten, kann sowohl emotional als auch körperlich anspruchsvoll sein. Die Schwere der Situationen, der ständige Kontakt mit menschlichem Leid und der Druck der Verantwortung können manchmal erdrückend sein. In diesem Zusammenhang sind Druckentlastung und Unterstützung unter Kollegen nicht nur vorteilhaft: Sie sind für das Wohlbefinden des Pflegepersonals und damit auch für die Qualität der Patientenversorgung von entscheidender Bedeutung.

Dekompression ist diese geistige Pause, dieses Atmen, das es dem Einzelnen ermöglicht, sich kurzzeitig von der Intensität seiner Arbeit zu distanzieren. So wie ein Taucher Dampf ablassen muss, um den Gefahren der Dekompressionskrankheit zu entgehen, müssen auch Beschäftigte im Gesundheitswesen Momente finden, in denen sie den aufgestauten Druck abbauen können. Ob durch kurze Pausen, Gespräche mit Kollegen oder entspannende Aktivitäten nach der Arbeit - diese Auszeiten sind entscheidend, um die mentalen und emotionalen Batterien wieder aufzuladen.

Die **Unterstützung unter Kollegen** spielt in diesem Prozess eine entscheidende Rolle. Wer könnte den besonderen Druck einer bestimmten Situation oder den Schmerz, einen Patienten nach einem langen Kampf zu verlieren, besser verstehen als ein Kollege? Aufmunternde Worte, ein Lächeln oder einfach nur ein offenes Ohr können im Tagesablauf eines Pflegers einen bedeutenden Unterschied machen.

Diese Unterstützung hat mehrere Aspekte:
- **Einfühlsames Zuhören**: Allein das Zuhören ohne Bewertung ermöglicht es dem Einzelnen, seine Gefühle zu verbalisieren, sie zu klären und zu verarbeiten.
- **Erfahrungsaustausch**: Die Diskussion mit einem Kollegen, der bereits ähnliche Situationen durchlebt hat, kann neue Perspektiven und Strategien bieten, um mit aktuellen und zukünftigen Herausforderungen besser umzugehen.
- **Berufliche Zusammenarbeit**: Zusammenzuarbeiten, Verantwortung zu teilen und Ideen auszutauschen kann das Gefühl der Isolation verringern und die klinische Effizienz steigern.
- **Mentoring**: Für Neulinge kann es ein Bollwerk gegen Burnout sein und eine bessere Anpassung an das berufliche Umfeld fördern, wenn sie einen Mentor oder einen erfahrenen Kollegen haben, der sie anleitet.

Neben der zwischenmenschlichen Unterstützung sind auch **institutionelle Strukturen,** die das Wohlbefinden der Pflegenden fördern, von entscheidender Bedeutung. Dazu könnten Supervisionssitzungen, Wohlfühlprogramme, Resilienzschulungen oder Beratungsangebote gehören.

Die Arbeit im medizinischen Bereich erfordert aufgrund ihrer inhärent stressigen Natur ein Bewusstsein und aktive Maßnahmen, um das Wohlbefinden der Beschäftigten im Gesundheitswesen zu gewährleisten. Druckentlastung und

Unterstützung unter Kollegen sind zwei lebenswichtige Elemente in dieser Gleichung und gewährleisten nicht nur die geistige und emotionale Gesundheit des Pflegepersonals, sondern auch eine bessere Pflegequalität für die Patienten, denen sie dienen.

• Erkennen Sie die Anzeichen von Burnout.

Die Anzeichen von Burnout zu erkennen ist entscheidend, nicht nur für das individuelle Wohlbefinden der Angehörigen der Gesundheitsberufe, sondern auch für die Qualität der Patientenversorgung. Burnout wird als Burnout infolge von chronischem Stress am Arbeitsplatz definiert, der häufig mit einem Gefühl der Überforderung und einer verminderten Arbeitszufriedenheit einhergeht. Im medizinischen Bereich, insbesondere für Krankenpfleger für Infektionskrankheiten, sind die Risiken aufgrund der emotional und körperlich anspruchsvollen Natur ihrer Arbeit verstärkt.

Burnout äußert sich durch eine Vielzahl von Symptomen, die mehrere Dimensionen der Person betreffen können: körperliche, emotionale und verhaltensbezogene. Diese Symptome äußern sich wie folgt:
- Körperliche Symptome :
  - Anhaltende Müdigkeit, selbst nach einer Nacht Schlaf oder Tagen der Ruhe.
  - Schlafstörungen wie Schlaflosigkeit.
  - Häufige Muskelschmerzen oder Kopfschmerzen.
  - Gastrointestinale Beschwerden.
  - Verminderte Immunität mit erhöhter Anfälligkeit für Infektionen.
- Emotionale Symptome :
  - Gefühle der Erschöpfung und emotionalen Entleerung.
  - Zynismus oder Distanziertheit gegenüber der Arbeit, den Patienten oder den Kollegen.

- Gefühl der verminderten Selbstverwirklichung oder das Gefühl, nicht zu genügen.
- Verlust von Sinn oder Zielen in der Arbeit.
- Gefühle der Isolation oder des Abgekoppeltseins von anderen.
- Angstzustände, Reizbarkeit oder Depressionen
- Verhaltenssymptome :
  - Rückzug aus der beruflichen Verantwortung.
  - Isolation von Kollegen oder Verwandten.
  - Prokrastination oder Verzögerung bei der Erledigung von Aufgaben.
  - Verstärkter Gebrauch von Alkohol, Drogen oder Medikamenten, um sich zu entspannen oder zu schlafen.
  - Deutliche Veränderungen des Appetits
- Fernbleiben vom Unterricht oder Gedanken, den Beruf aufzugeben.

Es ist wichtig zu betonen, dass Burnout ein allmählicher Prozess ist und dass die Symptome anfangs subtil sein können, bevor sie sich mit der Zeit verschlimmern. Daher ist es von entscheidender Bedeutung, wachsam zu bleiben und sich dieser Anzeichen bei sich selbst, aber auch bei Kollegen bewusst zu sein.

Das Erkennen der Anzeichen von Burnout ist der erste Schritt, um einzugreifen und Hilfe zu suchen. Diese Hilfe kann in Form von professioneller Unterstützung, veränderten Arbeitsbedingungen, regelmäßigen Pausen oder Techniken zur Stressbewältigung erfolgen. Vor allem aber ist es entscheidend zu erkennen, dass Burnout keine individuelle Schwäche ist, sondern vielmehr das Ergebnis einer komplexen Reihe von Faktoren, die häufig im Arbeitsumfeld wurzeln.

Ethische Dilemmas

• Vertraulichkeit und Patientenrechte.

Die Vertraulichkeit und die Patientenrechte stehen im Mittelpunkt des medizinischen Berufsethos und bilden einen grundlegenden Pfeiler der Beziehung zwischen Arzt und Patient. Denn die Achtung der Privatsphäre, der Schutz sensibler Informationen und der Respekt vor der Autonomie des Patienten sind nicht nur gesetzliche oder ethische Anforderungen, sondern auch entscheidende Elemente für den Aufbau und die Aufrechterhaltung des Vertrauens zwischen dem Angehörigen der Gesundheitsberufe und dem Patienten.

Die Vertraulichkeit bezieht sich auf den Schutz privater Informationen über den Patienten. Diese Informationen können medizinischer, aber auch persönlicher, sozialer oder finanzieller Natur sein.

- **Schutz medizinischer** Informationen: Alle Informationen über die Gesundheit eines Patienten, ob es sich nun um die Krankengeschichte, laufende Behandlungen, Testergebnisse oder andere medizinische Daten handelt, müssen streng vertraulich behandelt werden.

- **Interprofessionelle Kommunikation**: Obwohl Pflegende manchmal Informationen austauschen müssen, um die Pflege zu koordinieren, sollte dieser Austausch unter Wahrung der Vertraulichkeit erfolgen und nur die relevanten und notwendigen Informationen weitergegeben werden.

- **Sichere Aufbewahrung von Akten**: Krankenakten müssen sicher und vor neugierigen Blicken geschützt aufbewahrt werden, und elektronische Systeme müssen vor Datenverletzungen geschützt werden.

Die Patientenrechte umfassen eine Reihe von Garantien, die sicherstellen sollen, dass jeder Patient mit Würde,

Respekt und Autonomie behandelt wird. Zu diesen Rechten gehören :

- **Recht auf Information**: Jeder Patient hat das Recht, klar und verständlich über seinen Gesundheitszustand, die verfügbaren Behandlungsmöglichkeiten, die damit verbundenen Risiken usw. informiert zu werden.
- **Informierte Zustimmung**: Vor einem Eingriff oder einer Behandlung muss der Patient seine Zustimmung geben, nachdem er umfassend über die Auswirkungen aufgeklärt wurde.
- **Verweigerung einer Behandlung** : Der Patient hat das Recht, eine Behandlung abzulehnen, auch wenn sie lebensnotwendig ist. In solchen Situationen müssen der Krankenpfleger und das medizinische Team diese Entscheidung respektieren und gleichzeitig sicherstellen, dass der Patient die Konsequenzen seiner Entscheidung vollständig versteht.
- **Zugang zur Krankenakte**: Der Patient hat das Recht, seine Krankenakte einzusehen und eine Kopie davon zu erhalten.
- **Recht auf Würde und Respekt**: Unabhängig von Rasse, Geschlecht, Religion, sexueller Orientierung oder anderen Merkmalen muss jeder Patient mit Würde und Respekt behandelt werden.

Vertraulichkeit und Patientenrechte sind untrennbar miteinander verbunden. Eine Verletzung der Vertraulichkeit kann die Rechte des Patienten, insbesondere sein Recht auf Privatsphäre, beeinträchtigen. Umgekehrt kann die Vernachlässigung der Patientenrechte zu Verletzungen der Vertraulichkeit führen. Für Krankenpfleger und andere Angehörige der Gesundheitsberufe ist es unerlässlich, diese Grundsätze zu verstehen und einzuhalten, nicht nur, um die Gesetze und die Berufsethik einzuhalten, sondern auch, um eine qualitativ hochwertige Versorgung zu bieten und das Vertrauen der Patienten zu gewinnen.

• Umgang mit schwierigen Situationen: Behandlungsverweigerung, Lebensende usw.

Der Umgang mit schwierigen Situationen ist dem medizinischen Beruf inhärent. Insbesondere für Krankenpfleger, die häufig an vorderster Front der Pflege tätig sind und in engem Kontakt mit Patienten und ihren Familien stehen, können diese Situationen emotional belastend und heikel zu bewältigen sein. Zu den häufigsten Situationen gehören die Behandlungsverweigerung und die Pflege am Lebensende.

Verweigerung der Behandlung :
Wenn ein Patient aus irgendeinem Grund eine Behandlung ablehnt, kann dies für das Pflegepersonal eine Quelle der Frustration oder des Unverständnisses sein. Dennoch ist es von entscheidender Bedeutung, :

- **Die Entscheidung des Patienten respektieren** : Die Autonomie des Patienten ist von grundlegender Bedeutung. Wenn der Patient für fähig gehalten wird, eine informierte Entscheidung zu treffen, muss seine Wahl respektiert werden, auch wenn das medizinische Team nicht mit ihm übereinstimmt.
- **Gründe für die Ablehnung verstehen**: Ein Dialog mit dem Patienten, um die Gründe für seine Ablehnung zu verstehen, kann dazu beitragen, Missverständnisse auszuräumen oder spezifische Bedenken anzusprechen.
- **Stellen Sie umfassende Informationen bereit** : Stellen Sie sicher, dass der Patient über alle Informationen verfügt, die er benötigt, um die Auswirkungen seiner Wahl zu verstehen. Dazu gehören potenzielle Risiken, Vorteile und Alternativen.

Pflege am Lebensende :

Das Lebensende ist eine heikle Zeit, die ein hohes Maß an Sensibilität und einen auf den Patienten und seine Familie ausgerichteten Ansatz erfordert.

- **Schmerz- und Komfortmanagement**: Das Hauptziel besteht darin, den Komfort des Patienten zu gewährleisten und Schmerzen und andere unangenehme Symptome wirksam zu behandeln.
- **Offene Kommunikation**: Eine ehrliche und einfühlsame Kommunikation mit dem Patienten und seiner Familie ist entscheidend, um ihre Wünsche, Sorgen und Erwartungen zu verstehen.
- **Emotionale Unterstützung**: Neben der körperlichen Pflege ist es entscheidend, dem Patienten und seiner Familie emotionale Unterstützung zukommen zu lassen, indem man ihnen hilft, mit Stress, Angst und Trauer umzugehen.
- **Respektieren des Patientenwillens**: Wenn der Patient spezielle Wünsche bezüglich seiner Versorgung am Lebensende geäußert hat, wie z. B. eine Patientenverfügung oder eine Patientenverfügung, müssen diese unbedingt respektiert werden.

Umgang mit den Emotionen des Krankenpflegers :

Es ist auch von entscheidender Bedeutung, die emotionalen Auswirkungen zu erkennen, die diese Situationen auf den Krankenpfleger selbst haben können.

- **Abstand gewinnen**: Die eigenen Gefühle zu erkennen und sich einen Moment Zeit zu nehmen, um durchzuatmen oder sich neu zu konzentrieren, kann helfen, die Situation mit mehr Gelassenheit anzugehen.
- **Unterstützung unter Kollegen**: Das Gespräch mit einem Kollegen oder Vorgesetzten kann eine andere Perspektive und emotionale Unterstützung bieten.
- **Suche nach Supervision oder Beratung**: In manchen Situationen kann es von Vorteil sein, einen

Psychologen oder Berater zu konsultieren, der auf medizinische Versorgung spezialisiert ist, um mit komplexen Emotionen oder ethischen Dilemmas umzugehen.

In all diesen Situationen ist es entscheidend, sich daran zu erinnern, dass jeder Patient einzigartig ist und seine eigenen Überzeugungen, Werte und Wünsche hat. Ein patientenzentrierter Ansatz, der auf Einfühlungsvermögen, Respekt und Kommunikation beruht, ist der Schlüssel zur effektiven Bewältigung dieser schwierigen Situationen.

Kapitel 6 :
BESONDERE FÄLLE
UND NEU AUFTRETENDE KRANKHEITEN

Epidemien und Pandemien :
die Rolle des Krankenpflegers

- **Krisenmanagement und Anpassung an Notsituationen.**

Krisenmanagement und die Anpassung an Notfallsituationen gehören zweifellos zu den entscheidendsten Fähigkeiten, die ein Krankenpfleger besitzen muss. Ob es sich um eine überfüllte Notaufnahme, eine plötzliche Epidemie oder eine Naturkatastrophe handelt - diese nervenaufreibenden Momente sind unvorhersehbar und erfordern eine schnelle, strukturierte und überlegte Reaktion.

Stellen Sie sich eine Nacht vor, in der auf der Station alles ruhig zu sein scheint, und plötzlich flackern die Lichter, ein Alarm ertönt und kündigt einen allgemeinen Stromausfall an. Oder während einer normalen Schicht kommt eine Reihe von Patienten gleichzeitig an, die alle alarmierende Symptome einer unbekannten Infektionskrankheit aufweisen. In diesen Momenten, in denen jede Sekunde zählt, muss der Krankenpfleger in der Lage sein, zwischen scheinbarer Ruhe und latentem Chaos zu jonglieren, effizient zu handeln und gleichzeitig die Sicherheit und Würde jedes einzelnen Patienten zu wahren.

Die Anpassung beginnt mit der Vorbereitung. Klare Protokolle, regelmäßige Simulationen und kontinuierliche Schulungen helfen dem Krankenpfleger, sich mit den

78

erforderlichen Schritten vertraut zu machen. Ebenso entscheidend ist die Kenntnis der Ausrüstung, der Notausgänge, der Standorte wichtiger Medikamente und der Kommunikationsgeräte.

Neben technischem Wissen erfordert das Krisenmanagement jedoch auch emotionale Robustheit. Die Fähigkeit, unter Druck ruhig, konzentriert und effizient zu bleiben, ist ein unschätzbarer Vorteil. Stress und Adrenalin können manchmal das Urteilsvermögen trüben, aber ein erfahrener Krankenpfleger weiß, wie er diese Energie zu seinem Vorteil nutzen kann, indem er die Angst in scharfe Konzentration umwandelt.

Auch die Kommunikation ist in diesen Situationen eine tragende Säule. Das Team schnell zu informieren, wichtige Informationen präzise weiterzugeben, aktiv zuzuhören und eng mit Ärzten, Pflegehelfern und anderen medizinischen Mitarbeitern zusammenzuarbeiten, ist von entscheidender Bedeutung. Ebenso wichtig ist es, die Patienten zu beruhigen, die Situation klar zu erklären und ihnen zuzuhören.

In Krisensituationen ist jeder Handgriff wichtig. Ob es darum geht, schnell ein Medikament zu verabreichen, Erste Hilfe zu leisten oder einen Patienten an die richtige Stelle zu verweisen - Effizienz und Präzision sind gefragt.

Doch nach dem Sturm kommt die Ruhe. Und genau dann ist es entscheidend, aus dem Notfall zu lernen, die ergriffenen Maßnahmen zu analysieren, Erfolge zu feiern und Bereiche für Verbesserungen zu identifizieren. Das Krisenmanagement hört nicht auf, wenn der Notfall vorüber ist; es geht weiter durch Nachbesprechungen, Schulungen und die Vorbereitung auf zukünftige Ereignisse.

Alles in allem sind Krisenmanagement und die Anpassung an Notfallsituationen ein komplexes Ballett, in dem der

Krankenpfleger einen methodischen und zugleich intuitiven Tanz aufführt, eine Mischung aus Kunst und Wissenschaft, Mut und Mitgefühl.

• Erfahrungen mit vergangenen Epidemien : HIV, Ebola, COVID-19 usw.

Epidemien und Pandemien prägen Gesellschaften tiefgreifend, beeinflussen die Gesundheitspolitik und prägen die medizinische Ausbildung und Praxis. Für Krankenpfleger ist jeder Ausbruch eine Erinnerung an die Hingabe, die Risiken, aber auch an die Lehren, die sie daraus gezogen haben.

HIV/AIDS:
Das in den 1980er Jahren aufgetretene HIV hat das Gesicht der modernen Medizin verändert.
- **Stigmatisierung**: Die ersten HIV-Patienten wurden grausam stigmatisiert, und Krankenpfleger gehörten zu den ersten, die trotz der vorherrschenden Angst mitfühlende Pflege leisteten.
- **Universeller Schutz**: Der universelle Schutz, d. h. die Behandlung jedes Patienten als potenziell infektiös, hat sich bei HIV durchgesetzt.
- **Weiterbildung**: Krankenpfleger spielten eine wichtige Rolle bei der Aufklärung der Öffentlichkeit, indem sie Krankheiten entmystifizierten und die Prävention förderten.

Ebola:
Die Ebola-Epidemie in Westafrika von 2014-2016 war eine große Gesundheitskrise.
- **Schnelles Eingreifen**: Die schnelle Ausbreitung von Ebola hat die Bedeutung eines schnellen Eingreifens deutlich gemacht. Krankenpfleger, die oft an vorderster Front standen, waren für die Identifizierung

und Isolierung der Fälle von entscheidender Bedeutung.

- **Extreme Schutzmaßnahmen**: Aufgrund der hohen Sterblichkeitsrate erforderte Ebola beispiellose Schutzmaßnahmen, sodass die Krankenpfleger unter oft extremen Bedingungen Vollschutzanzüge tragen mussten.
- **Schulung vor Ort**: In den betroffenen Gebieten wurden schnelle Schulungen vor Ort für Krankenpfleger durchgeführt, um die Bedeutung der Anpassungsfähigkeit in Krisensituationen zu unterstreichen.

COVID-19:
Die COVID-19-Pandemie erschüttert im Jahr 2020 die ganze Welt.

- **Intensivpflege**: Die schwere Atemwegserkrankung von COVID-19 erforderte eine massive Ausweitung der Intensivpflegekapazitäten, was die entscheidende Rolle der Krankenpfleger für Intensivpflege unterstrich.
- **Sich ständig ändernde Protokolle**: Bei einem neuen Virus mussten die Pflege- und Schutzprotokolle regelmäßig angepasst werden, was Flexibilität und eine ständige Aktualisierung des Wissens erforderte.
- **Emotionale Unterstützung**: Da Krankenhäuser überfüllt waren und Besuchern oft der Zutritt verwehrt wurde, mussten Krankenpfleger eine größere Rolle bei der emotionalen Unterstützung isolierter Patienten spielen.

Jede dieser Epidemien brachte ihre eigenen Herausforderungen, aber auch ihre eigenen Lektionen mit sich. Sie haben die Bedeutung des Krankenpflegers im Gesundheitssystem gestärkt, die Notwendigkeit von Bereitschaft und Anpassungsfähigkeit unterstrichen und an die Hingabe und den Mut erinnert, die zur Bewältigung solcher Krisen erforderlich sind. Diese Erfahrungen sind zwar schmerzhaft, bieten aber wertvolle Lehren für zukünftige Herausforderungen und stärken die Widerstandsfähigkeit der medizinischen Fachwelt.

Tropische Krankheiten und Reisende

• Erkennung und Umgang mit eingeschleppten Krankheiten.

Im Zeitalter der Globalisierung sind internationale Reisen alltäglich geworden, was mitunter zur Verbreitung von Infektionskrankheiten von einer Region in eine andere führt. Die Erkennung und der Umgang mit eingeschleppten Krankheiten stellt daher eine große Herausforderung für die öffentliche Gesundheit dar und erfordert die Wachsamkeit und das Fachwissen von Krankenpflegern und allen anderen medizinischen Fachkräften.

Erkennung von importierten Krankheiten:
*   **Geschichte des Patienten:**
    Es ist äußerst wichtig, eine detaillierte Krankengeschichte des Patienten über seine jüngsten Reisen, Kontakte und Aktivitäten zu sammeln. Dadurch kann eine mögliche Verbindung zu einem Gebiet hergestellt werden, das für bestimmte Krankheiten endemisch ist.
*   **Spezifische Symptome :**
    Bestimmte Symptome wie Fieber, Hautausschlag oder Magen-Darm-Beschwerden können auf eine bestimmte Krankheit hindeuten, insbesondere wenn der Patient aus einem Risikogebiet zurückkehrt.
*   **Interdisziplinäre Zusammenarbeit :**
    Um eine Diagnose zu bestätigen, ist oft die Zusammenarbeit mit Spezialisten wie Infektiologen oder Parasitologen erforderlich.

Umgang mit eingeschleppten Krankheiten:

- **Frühzeitige Isolierung** :
  Wenn der Verdacht auf eine Infektionskrankheit besteht, ist eine schnelle Isolierung des Patienten unerlässlich, um eine Ausbreitung zu verhindern.

- **Maßnahmen zur Vorbeugung** :
  Je nach Krankheit können spezifische Maßnahmen wie Desinfektion, das Tragen von Schutzausrüstung oder die Impfung des Pflegepersonals erforderlich sein.

- **Aufklärung des Patienten und seiner Familie** :
  Es ist entscheidend, den Patienten und seine Familie über die Krankheit, die zu treffenden Vorsichtsmaßnahmen und die notwendige Nachsorge zu informieren.

- **Meldung an die Gesundheitsbehörden** :
  Einige importierte Krankheiten sind meldepflichtig. Die Benachrichtigung der Gesundheitsbehörden ermöglicht eine epidemiologische Überwachung und die rasche Einführung von Kontrollmaßnahmen, falls erforderlich.

- **Psychologische Unterstützung** :
  Die Entdeckung einer seltenen oder potenziell schwerwiegenden Krankheit kann für den Patienten angstbesetzt sein. Oft ist eine angemessene psychologische Unterstützung erforderlich.

- **Nachsorge und geeignete Behandlungen** :
  Einige Behandlungen sind nur in spezialisierten Zentren verfügbar. Daher ist es wichtig, den Patienten ggf. an diese Zentren zu überweisen.

Die Erkennung und der Umgang mit eingeschleppten Krankheiten erfordern einen multidimensionalen Ansatz. Sie unterstreichen die Bedeutung von Vorbereitung, ständiger Weiterbildung und der Fähigkeit, sich schnell an veränderte Situationen anzupassen. Da die Welt zunehmend vernetzt ist, werden diese Fähigkeiten umso

wichtiger sein, um die öffentliche Gesundheit und die
Sicherheit der Patienten zu gewährleisten.

• Ratschläge vor Reisen und Impfungen für Reisende.

In einer Welt, die sich ständig verändert und in der
internationale Reisen immer häufiger werden, ist die
Vorbereitung von Reisenden auf die Risiken von
Infektionskrankheiten von größter Bedeutung geworden.
Für Krankenpfleger ist die Beratung und Impfung von
Reisenden eine wesentliche Aufgabe, um nicht nur die
Sicherheit des Einzelnen zu gewährleisten, sondern auch
die Ausbreitung von Krankheiten zu verhindern.

Tipps vor der Reise:
- Risikobewertung :
  - Sammlung von Informationen über das
    Reiseziel, die Dauer des Aufenthalts, die
    geplanten Aktivitäten und die
    Unterbringungsbedingungen.
  - Abfrage von Aktualisierungen zu Epidemien
    oder besonderen Gesundheitssituationen im
    Zielland.
- Prävention von übertragbaren Krankheiten:
  - Tipps zu Vorsichtsmaßnahmen bei der
    Ernährung: Vermeiden Sie unbehandeltes
    Wasser, Eiswürfel, rohe oder unzureichend
    gekochte Speisen.
  - Maßnahmen zur Vermeidung von
    Mückenstichen: Verwendung von Repellentien,
    Moskitonetzen, bedeckende Kleidung.
- Medizinische Reiseapotheke:
  - Liste der wichtigsten Medikamente:
    fiebersenkende Mittel, Durchfallmittel,
    Antiseptika.

- Spezifische verschreibungspflichtige Medikamente, z. B. gegen Malaria.
- Informationen über die örtlichen medizinischen Dienste:
    - Standorte der empfohlenen Krankenhäuser und Kliniken.
    - Eventuell Notwendigkeit einer Reiseversicherung, die medizinische Kosten im Ausland abdeckt.

Impfung von Reisenden:
- Bewertung des Impfstatus:
    - Überprüfung des Impfpasses, um sicherzustellen, dass die grundlegenden Impfungen auf dem neuesten Stand sind.
    - Besprechung der empfohlenen und vorgeschriebenen Impfungen für das Reiseziel.
- Übliche Impfungen:
    - Hepatitis A und B.
    - Typhus-Fieber.
    - Meningokokken-Meningitis.
    - Wut.
- Spezifische Impfungen je nach Reiseziel:
    - Gelbfieber (in einigen Ländern obligatorisch).
    - Japanische Enzephalitis oder Zecken.
    - Cholera.
- Beratung nach der Impfung:
    - Informieren Sie über mögliche Nebenwirkungen.
    - Wichtigkeit der Aufbewahrung eines Impfnachweises (Internationaler Impfausweis).

Die richtige Vorbereitung vor einer Reise ist entscheidend für die Minimierung von Gesundheitsrisiken. Krankenpfleger spielen mit ihrem Fachwissen und ihrer Beratung eine zentrale Rolle in diesem Präventionsprozess und sorgen so dafür, dass Reisende ihre Reise sicher genießen können.

Mit der Pflege verbundene Infektionen

- **Erkennung, Prävention und Behandlung.**
Die Bekämpfung von Infektionskrankheiten beruht auf drei wichtigen Säulen: Identifizierung, Prävention und Behandlung. Diese drei Schritte sind inhärent miteinander verbunden und verstärken sich gegenseitig, um einen wirksamen Ansatz für die öffentliche Gesundheit zu gewährleisten.

1. Identifizierung:
- Symptomatologie :
- Lernen Sie, die typischen Symptome verschiedener Infektionskrankheiten zu erkennen. Schüttelfrost, Fieber und Husten können z. B. auf eine Grippe hindeuten.
- Patientengeschichte :
- Erfassen Sie Details wie kürzliche Reisen, Kontakt mit kranken Personen oder Tieren, Konsum von potenziell kontaminierten Lebensmitteln oder Wasser.
- Körperliche Untersuchung :
- Anzeichen wie ein Hautausschlag, geschwollene Lymphknoten oder Gelbsucht können die Diagnose leiten.
- Diagnostische Tests :
- Die Verwendung von Kulturen, Bluttests, bildgebenden Verfahren oder anderen Methoden, um das Vorhandensein eines infektiösen Erregers zu bestätigen.

2. Vorbeugung:
- Bildung :
  - Aufklärung der Öffentlichkeit über Risikoverhalten, Schutzmöglichkeiten und die Bedeutung von Impfungen.

- Impfen :
  - Verabreichung von Impfstoffen zum Schutz vor bestimmten Krankheiten wie Grippe, Masern oder Hepatitis B.
- Persönliche Hygiene :
  - Fördern Sie regelmäßiges Händewaschen, die Verwendung von Desinfektionsmitteln und eine gute Lebensmittelhygiene.
- Persönliche Schutzausrüstung (PSA) :
  - Verwenden Sie Masken, Handschuhe, Kittel und andere Ausrüstungsgegenstände, um Pflegekräfte und Patienten vor Infektionen zu schützen.
- Isolierung :
  - Separieren Sie infizierte Patienten, um eine Übertragung auf andere zu verhindern.

3. Behandlung:
  - Antibiotikatherapie :
  - Antibiotika zur Behandlung bakterieller Infektionen einsetzen und dabei darauf achten, dass das richtige Medikament verschrieben wird und Antibiotikaresistenzen bekämpft werden.
  - Antivirale Mittel :
  - Spezielle Medikamente zur Behandlung von Virusinfektionen wie Grippe oder HIV.
  - Symptomatische Behandlung :
  - Pflege anbieten, um Symptome wie Fieber oder Dehydrierung zu lindern und gleichzeitig die zugrunde liegende Ursache der Infektion zu behandeln.
  - Chirurgie :
  - In manchen Fällen kann ein chirurgischer Eingriff erforderlich sein, um eine Infektion zu behandeln, z. B. einen Abszess oder eine Osteomyelitis.

Die Synergie zwischen Identifizierung, Prävention und Behandlung ist für eine wirksame Behandlung von Infektionskrankheiten von entscheidender Bedeutung. Krankenpfleger spielen in jedem dieser Schritte eine entscheidende Rolle, indem sie die Sicherheit der Patienten gewährleisten und zur allgemeinen Infektionskontrolle in der Gemeinschaft beitragen.

Kapitel 7 :
PSYCHOSOZIALE ASPEKTE
UND UNTERSTÜTZUNG DES PATIENTEN

Psychologische Auswirkungen ansteckende Krankheiten

Umgang mit Angstzuständen und Depressionen bei Patienten.

Wenn über Infektionskrankheiten gesprochen wird, steht die körperliche Dimension oft an erster Stelle. Die psychologischen Auswirkungen, insbesondere Angstzustände und Depressionen, können jedoch ebenso wichtig sein. Patienten mit Infektionskrankheiten können mit Stigmatisierung, Isolation, Angst vor dem Tod oder der Übertragung auf ihre Angehörigen konfrontiert sein. Krankenpfleger spielen eine entscheidende Rolle dabei, diese Patienten auf ihrem emotionalen und psychologischen Weg zu unterstützen.

1. Erkennen Sie die Zeichen:
   - **Verhaltensänderung**: Sozialer Rückzug, Reizbarkeit, Unruhe, Schlafstörungen usw.
   - **Körperliche Symptome**: Übermäßige Müdigkeit, unerklärliche Körperschmerzen, Appetitlosigkeit usw.
   - **Emotionale Symptome**: Gefühle von Hilflosigkeit, Verzweiflung, anhaltender Traurigkeit oder übersteigerter Besorgnis.

2. Aktives Zuhören und Einfühlungsvermögen:
   - **Raum für Dialog schaffen**: Dem Patienten die Möglichkeit geben, seine Ängste, Sorgen und Gefühle ohne Verurteilung auszudrücken

- **Einfühlsame Kommunikation**: Verwenden Sie eine verbale und nonverbale Kommunikation, die Verständnis und Bestätigung für die Gefühle des Patienten zeigt.

3. Information und Bildung:
   - **Krankheit entmystifizieren**: Klar und verständlich die Art der Krankheit, die Prognose, die Übertragungswege usw. erklären, um die Angst zu verringern.
   - **Bewältigungsstrategien**: Bereitstellung von Werkzeugen und Techniken zur Stressbewältigung, z. B. tiefes Atmen, Meditation oder das Führen eines Tagebuchs.

4. Soziale Unterstützung fördern:
   - **Familie und Freunde**: Sensibilisieren Sie das Umfeld für die Bedeutung ihrer Rolle als Unterstützungsnetzwerk.
   - **Selbsthilfegruppen**: Den Patienten an spezielle Selbsthilfegruppen verweisen, wo er sich mit anderen Menschen in ähnlichen Situationen austauschen und austauschen kann.

5. Interprofessionelle Zusammenarbeit:
   - **Pflegeteam** : Arbeiten eng mit Ärzten, Psychologen, Sozialarbeitern usw. zusammen, um eine umfassende Betreuung des Patienten zu gewährleisten.
   - Überweisung: Überweisen Sie den Patienten ggf. an Spezialisten für psychische Gesundheit zur angemessenen Beurteilung und Behandlung.

6. Selbstfürsorge als Krankenpfleger:
   - **Eigene Emotionen erkennen** : Auch Krankenpfleger sind anfällig für Angst und Stress, vor allem wenn sie sich um Patienten in Not kümmern.

- **Entwicklung eigener Bewältigungsstrategien**: Entspannungstechniken, Supervision, Austausch mit Kollegen usw.

Die Behandlung von Angstzuständen und Depressionen bei Patienten mit Infektionskrankheiten erfordert einen umfassenden, patientenzentrierten Ansatz, der weit über die Behandlung der Infektion selbst hinausgeht. Indem Krankenpfleger die psychologische Dimension in ihre Pflege einbeziehen, können sie die Lebensqualität und das Wohlbefinden ihrer Patienten erheblich verbessern.

• Unterstützung der Familie und der Angehörigen

schwierig, geprägt von Sorge, Angst vor Ansteckung, Unverständnis und manchmal Stigmatisierung. Für Krankenpfleger ist die Unterstützung dieser Angehörigen ein grundlegender Aspekt der ganzheitlichen Betreuung des Patienten. Wenn man ihre Bedürfnisse versteht und ihnen eine angemessene Unterstützung bietet, kann man nicht nur die Genesung des Patienten fördern, sondern auch das Wohlbefinden seines Umfelds stärken.

1. Offene und transparente Kommunikation:
- **Informieren**: Die Krankheit, aktuelle Behandlungen, Prognosen und mögliche Risiken erklären und dabei auf den Grad ihres Verständnisses und ihrer Emotionen achten.
- **Zuhören**: Angehörige ihre Ängste, Fragen oder Zweifel äußern lassen und mit Geduld und Einfühlungsvermögen darauf reagieren.

2. Aufklärung über Präventivmaßnahmen:
- **Sicherheitsprotokolle**: Sensibilisierung für Hygiene- und Schutzmaßnahmen, um eine Ausbreitung zu verhindern, einschließlich Händewaschen, Tragen von

PSA bei Besuchen, sofern erlaubt, und gute Praktiken zu Hause.

- **Anzeichen und Symptome**: Unterrichten Sie die Schülerinnen und Schüler darin, die ersten Anzeichen einer Infektion zu erkennen, damit sie bei Bedarf frühzeitig eingreifen können.

3. Psychologische Unterstützung:

- **Erkennen von Zeichen der Not**: Lernen Sie, Anzeichen von Stress, Angst oder Depressionen bei Angehörigen zu erkennen.
- **Überweisung an Spezialisten** : Verweisen Sie die Familie ggf. an psychosoziale Fachkräfte oder Berater.

4. Ressourcen bereitstellen:

- **Dokumentation**: Bieten Sie Broschüren, Bücher oder Links zu vertrauenswürdigen Webseiten an, um ihr Wissen zu vertiefen.
- **Selbsthilfegruppen**: Ermutigen Sie Familien, die mit ähnlichen Krankheiten zu kämpfen haben, zur Teilnahme an Selbsthilfegruppen.

5. Respektieren Sie Rituale und Kultur:

- **Kultursensibilität**: Verstehen und respektieren Sie die kulturellen Überzeugungen, Praktiken und Rituale der Familie in Bezug auf Krankheit, Pflege und Trauer.
- **Kommunikation anpassen**: Verwenden Sie eine angepasste Sprache oder ziehen Sie bei Bedarf Dolmetscher hinzu, um Sprachbarrieren zu überwinden.

6. Förderung der Beteiligung:

- **Betreuung zu Hause**: Schulen Sie die Angehörigen in der Grundpflege, wenn der Patient zur Genesung nach Hause geschickt wird.

- **Medizinische Entscheidungen**: Ermutigen Sie die Angehörigen, an Diskussionen und Entscheidungen über die Versorgung des Patienten teilzunehmen.

7. Vorbereitung auf die Entlassung:
- **Planung**: **Planen** Sie ein Treffen, um die Entlassung, die Medikamente, Folgetermine und den eventuellen Bedarf an häuslicher Pflege zu besprechen.
- **Nachbereitung**: Sorgen Sie für eine regelmäßige Nachbereitung mit den Angehörigen, um sicherzustellen, dass alles gut läuft, und um eventuelle Fragen zu beantworten.

Krankenpfleger sind aufgrund ihrer Nähe und ihrer Rolle als Schnittstelle zwischen dem Patienten, dem medizinischen Team und der Familie ideal positioniert, um diese wertvolle Unterstützung zu bieten. Indem sie die Familien durch diese Prüfung begleiten und anleiten, leisten sie einen wichtigen Beitrag zur Genesung und zum allgemeinen Wohlbefinden des Patienten.

Begleitung
gefährdete Bevölkerungsgruppen

• Kinder, ältere Menschen, immungeschwächte Personen.

Bei der Behandlung von Patienten mit Infektionskrankheiten gibt es nicht nur einen einzigen Ansatz für alle. Bestimmte Patientengruppen können aufgrund ihres physiologischen Zustands oder ihres Alters anfälliger für Infektionen sein und bedürfen daher besonderer Aufmerksamkeit. Kinder, ältere Menschen und immungeschwächte Personen gehören zu diesen Risikogruppen, und Krankenpfleger müssen ihre Pflege und ihre Interventionen auf diese Besonderheiten abstimmen.

1. Die Kinder:
   - **Einzigartige Physiologie**: Das Immun- und Atmungssystem von Kindern befindet sich noch in der Entwicklung, was ihre Anfälligkeit für und ihre Reaktion auf Infektionen beeinflussen kann.
   - **Angemessene Kommunikation**: Verwenden Sie eine altersgemäße Sprache, Spiele oder Spielzeug, um Verfahren zu erklären oder das Kind zu beruhigen.
   - **Einbeziehung der Eltern** : Die Eltern oder Erziehungsberechtigten sind von entscheidender Bedeutung, um das Kind zu beruhigen, die Kommunikation zu erleichtern und den Pflegeplan zu befolgen.
   - **Impfung**: Halten Sie sich an den altersspezifischen Impfkalender.

2. Ältere Menschen:
   - **Verminderte Immunität**: Mit zunehmendem Alter kann das Immunsystem schwächer werden, wodurch der Einzelne anfälliger für Infektionen wird.
   - **Polypathologien** : Das Vorliegen mehrerer chronischer Krankheiten kann die Behandlung und Diagnose erschweren.
   - **Medikamente**: Die Einnahme mehrerer Medikamente kann das Ansprechen auf die Behandlung beeinflussen und zu Wechselwirkungen führen.
   - **Klare Kommunikation**: Berücksichtigen Sie Hör- oder Sehprobleme und stellen Sie bei Bedarf schriftliche Informationen zur Verfügung.

3. Immunsupprimierte Personen:
   - **Vielfältige Ursachen**: Eine Immunsuppression kann durch eine Krankheit, eine Behandlung (z. B.

Chemotherapie) oder eine Transplantation verursacht werden.

- **Erhöhte Überwachung**: Diese Patienten müssen engmaschig überwacht werden, um Anzeichen einer Infektion frühzeitig zu erkennen.
- **Isolationsmaßnahmen** : In einigen Fällen können Isolationsmaßnahmen erforderlich sein, um den Patienten vor möglichen nosokomialen Infektionen zu schützen.
- **Aufklärung**: Informieren Sie den Patienten und seine Umgebung über die Risiken, Warnzeichen und vorbeugenden Maßnahmen.

4. Übergreifende Strategien:

- **Prävention**: Impfungen und Hygienemaßnahmen sind entscheidend für die Vermeidung von Infektionen, insbesondere bei gefährdeten Bevölkerungsgruppen.
- **Weiterbildung**: Krankenpfleger müssen regelmäßig in den Besonderheiten der einzelnen Patientengruppen geschult werden, um eine angemessene Pflege anbieten zu können.
- **Ganzheitlicher Ansatz**: Über die körperliche Pflege hinaus ist es von entscheidender Bedeutung, sich mit den psychologischen und sozialen Dimensionen jedes Patienten zu befassen und dabei seine Bedürfnisse, Ängste und seinen Lebenskontext zu berücksichtigen.

Wenn Krankenpfleger sich mit den Merkmalen dieser gefährdeten Bevölkerungsgruppen vertraut machen, können sie eine entscheidende Rolle bei der Prävention, der Frühdiagnose und der wirksamen Behandlung von Infektionskrankheiten spielen und so die damit verbundene Morbidität und Mortalität senken.

- **Marginalisierte Patienten: Drogenabhängige, Obdachlose usw.**

Krankenpfleger spielen eine entscheidende Rolle bei der Versorgung marginalisierter Bevölkerungsgruppen, die oft mit besonderen gesundheitlichen Herausforderungen konfrontiert sind. Drogenabhängige, Obdachlose und andere sozial ausgegrenzte Gruppen sind möglicherweise anfälliger für Infektionen und haben weniger Zugang zu einer angemessenen Gesundheitsversorgung. Sie erfordern daher eine angemessene Aufmerksamkeit und Herangehensweise, um eine optimale Versorgung zu gewährleisten.

1. Verständnis der Realitäten:
   - **Sozioökonomische Faktoren**: Verständnis der sozialen Determinanten, die zur Gefährdung dieser Gruppen beitragen, wie Armut, fehlender Zugang zu Wohnraum oder angemessener Ernährung.
   - **Aktives Zuhören**: Gewähren Sie Zeit, um sich ihre Geschichten, Ängste und Bedürfnisse anzuhören.

2. Angemessene Betreuung:
   - **Erreichbarkeit**: Angebot von Gesundheitsversorgung zu flexiblen Zeiten oder an Orten, die für diese Bevölkerungsgruppen leicht zugänglich sind, z. B. mobile Kliniken.
   - **Frühzeitiges Eingreifen**: Unbehandelte Infektionen können sich bei diesen Personen schnell verschlimmern; ein frühzeitiges Eingreifen ist daher unerlässlich.

3. Arbeit in einem Netzwerk:
   - **Zusammenarbeit**: Mit Sozialarbeitern, Psychologen oder anderen Fachleuten zusammenarbeiten, um eine ganzheitliche Betreuung anzubieten.

- **Orientierung**: Wissen, wie man an geeignete Hilfsstrukturen verweist, sei es für eine Unterkunft, einen Entzug oder rechtliche Unterstützung.

4. Prävention und Bildung:
- **Gezielte Strategien** : Impf- oder Screeningkampagnen vorschlagen, die auf diese Bevölkerungsgruppen zugeschnitten sind.
- **Aufklärung**: Informieren Sie über riskante Verhaltensweisen, Präventionsmöglichkeiten und die Bedeutung regelmäßiger medizinischer Betreuung.

5. Ansprechen von Abhängigkeiten:
- **Risikominderung**: Bereitstellung von sterilen Konsummitteln für Drogenabhängige oder Verweis auf Spritzenaustauschprogramme.
- **Entwöhnung**: An Entzugseinrichtungen verweisen und den Entzugsprozess unterstützen.

6. Respekt und Nicht-Urteil:
- **Empathie**: Jedem Patienten als vollwertiges Individuum mit Würde und Respekt begegnen.
- **Vertraulichkeit**: Gewährleistung der Vertraulichkeit medizinischer und persönlicher Informationen.

7. Ausbildung und Sensibilisierung:
- **Aktualisiert**: Sich über spezifische Gesundheitsprobleme marginalisierter Bevölkerungsgruppen auf dem Laufenden halten.
- **Weiterbildung**: Teilnahme an Schulungen, die sich auf die angemessene Versorgung dieser Bevölkerungsgruppen konzentrieren.

Marginalisierte Bevölkerungsgruppen haben aufgrund ihrer Situation besondere Herausforderungen und Bedürfnisse im Bereich der Gesundheitsversorgung. Für Krankenpfleger ist es von entscheidender Bedeutung, besondere Fachkenntnisse und Sensibilität zu entwickeln, um diesen Patienten die angemessene, respektvolle und wirksame Pflege zukommen zu lassen, die sie verdienen.

Kapitel 8 :
AUSBILDUNG
UND BERUFLICHE ENTWICKLUNG

Der akademische Weg und Weiterbildung

- **Abschlüsse, Zertifizierungen und Spezialisierungen.**

Die Welt der Medizin entwickelt sich ständig weiter, mit wissenschaftlichen Entdeckungen, technologischen Innovationen und neuen Behandlungsmethoden. Für Krankenpfleger, die im Bereich der Infektionskrankheiten arbeiten, ist es von entscheidender Bedeutung, auf dem Laufenden zu bleiben und ihre Fähigkeiten ständig zu verbessern. Dies geschieht häufig durch den Erwerb von zusätzlichen Abschlüssen, Zertifizierungen und Spezialisierungen.

1. Grundlegende Abschlüsse:
   - **Diplôme d'Etat Krankenpfleger (DEI):** Dies ist der grundlegende Abschluss für den Beruf des Krankenpflegers. Es ist in den meisten Ländern erforderlich, um als Krankenpfleger zu arbeiten.
   - **Bachelor of Science in Nursing (BSN) :** Für einige Länder, vor allem im angelsächsischen Raum, ist dieser Hochschulabschluss zunehmend der Standard für den Einstieg in den Beruf.

2. Spezifische Zertifizierungen:
   - **Infektiologie:** Einige Einrichtungen oder Organisationen bieten Zertifizierungen mit Schwerpunkt auf Infektionskrankheiten an, die die Beherrschung von Praktiken im Zusammenhang mit diesem Bereich gewährleisten.

- **Prävention und Kontrolle von Infektionen** : Eine Zertifizierung mit Schwerpunkt auf der Infektionsprävention, besonders nützlich für Krankenpfleger, die in Krankenhäusern und anderen Gesundheitseinrichtungen arbeiten.

3. Spezialisierungen:
   - **Practitioner in Infectious Diseases**: Eine gründliche Ausbildung, die Fachkenntnisse in der Behandlung von Patienten mit Infektionskrankheiten vermittelt.
   - **Krankenpfleger/in für Hygiene**: Krankenpfleger/innen für Hygiene sind auf die Verhütung von Infektionen spezialisiert und spielen eine Schlüsselrolle bei der Erstellung und Umsetzung von Hygieneprotokollen.

4. Zusätzliche Schulungen:
   - **Impfstoffkunde**: Verständnis der Prinzipien von Impfstoffen, ihrer Verabreichung und der damit verbundenen Protokolle.
   - **Prävention von HIV und anderen** sexuell übertragbaren Infektionen: Schulung mit Schwerpunkt auf Prävention, Testung und Behandlung von sexuell übertragbaren Infektionen.
   - **Krisenmanagement und Epidemien**: Vorbereitung auf Notfallsituationen im Zusammenhang mit Epidemien oder anderen Gesundheitskrisen.

5. Berufliche Entwicklung:
   - **Master in Pflegewissenschaft**: Für Krankenpfleger, die in Führungspositionen, in die Forschung oder in den Unterricht wechseln möchten.
   - **Doktorat in Krankenpflegewissenschaft**: Für diejenigen, die zur Erforschung und Weiterentwicklung der Krankenpflegepraxis beitragen möchten.

6. Bedeutung der Weiterbildung:
- **Scientific Monitoring**: Angesichts des Auftretens neuer Krankheiten und der Antibiotikaresistenz ist es lebenswichtig, sich über die neuesten Erkenntnisse und Empfehlungen auf dem Laufenden zu halten.
- **Workshops und Seminare**: Nehmen Sie an beruflichen Veranstaltungen teil, um sich mit Gleichaltrigen auszutauschen und Ihre Kompetenzen zu erweitern.

Im Bereich der Infektionskrankheiten gibt es viele Herausforderungen, die sich ständig verändern. Der Erwerb von Abschlüssen, Zertifizierungen und Spezialisierungen ermöglicht es Krankenpflegern, in ihrem Beruf auf dem neuesten Stand zu bleiben, qualitativ hochwertige Pflege zu leisten und sich an die sich ändernden Bedürfnisse der Gesellschaft anzupassen.

• **Wie wichtig es ist, sein Wissen auf dem neuesten Stand zu halten.**

An der Schwelle zum 21. Jahrhundert sind die Fortschritte in der Medizin und den Gesundheitswissenschaften schneller als je zuvor. Dieses rasante Tempo der Innovation und Entdeckung bedeutet, dass die Aktualisierung des Wissens kein Luxus ist, sondern eine absolute Notwendigkeit für alle Angehörigen der Gesundheitsberufe, einschließlich Krankenpfleger für Infektionskrankheiten.

1. Gewährleistung der Qualität der Pflege :
Das oberste Ziel eines Krankenpflegers ist es, die bestmögliche Versorgung des Patienten zu gewährleisten. Das bedeutet, dass sie über die neuesten Empfehlungen, Techniken und Therapien informiert sein müssen. Eine Pflege zu leisten, die auf veralteten Informationen beruht, kann nicht nur ineffizient, sondern auch schädlich sein.

2. Reaktion auf das Auftreten neuer Krankheiten :
Die jüngste Geschichte hat uns mit Ausbrüchen wie SARS,
Zika oder COVID-19 gezeigt, dass neue Bedrohungen
jederzeit auftreten können. Informiert zu sein ermöglicht
eine schnelle und angemessene Reaktion, wodurch die
Ausbreitung und die Auswirkungen dieser Krankheiten
minimiert werden.

3. Überwindung des Behandlungswiderstandes :
Resistenzen gegen Antibiotika und andere Medikamente
sind eine wachsende Herausforderung. Sich auf dem
Laufenden zu halten, ermöglicht es Krankenpflegern, über
die besten Praktiken im Umgang mit dieser Resistenz
informiert zu sein und die Behandlung entsprechend
anzupassen.

4. Das Vertrauen der Patienten stärken :
Die Patienten sind zunehmend informiert und möchten
aktiv an ihrer Behandlung mitwirken. Eine Fachkraft, die auf
dem neuesten Stand ihres Wissens ist, stärkt das Vertrauen
des Patienten und festigt die Beziehung zwischen Arzt und
Pfleger.

5. Sich an berufliche Standards halten :
Viele Regulierungsbehörden und Berufsverbände verlangen
eine kontinuierliche Fortbildung, um die Zertifizierung oder
Zulassung aufrechtzuerhalten.

6. Berufliche Entfaltung und Entwicklung :
Die regelmäßige Aktualisierung des Wissens bietet nicht
nur die Fähigkeit, eine optimale Versorgung zu
gewährleisten, sondern öffnet auch die Türen zu neuen
Karrieremöglichkeiten, sei es in der Forschung, in der Lehre
oder in Führungsrollen.

7. Vorbereitung auf ethische Herausforderungen :
Die moderne Medizin mit ihren Fortschritten bringt eine Reihe von ethischen Dilemmas mit sich. Sich auf dem Laufenden zu halten, ermöglicht es, diese Fragen aus einer informierten Perspektive anzugehen und dabei aktuelles Wissen mit ethischen Grundsätzen zu kombinieren.

Kurzum, in der heutigen komplexen und sich schnell verändernden medizinischen Landschaft ist die Aktualisierung des Wissens von entscheidender Bedeutung. Sie sichert nicht nur die Qualität der Pflege, sondern stärkt auch die zentrale und geachtete Rolle der Krankenpfleger im Kontinuum der Gesundheitsversorgung.

Teilnahme an der klinischen Forschung

• Die Rolle von Krankenpflegern in klinischen Studien.

Klinische Studien, die für die Entwicklung der Medizin von entscheidender Bedeutung sind, beruhen auf der Zusammenarbeit vieler Angehöriger der Gesundheitsberufe. Krankenpfleger spielen dabei eine zentrale Rolle, indem sie als Bindeglied zwischen Forschern, Patienten und dem Studienprozess selbst fungieren. Die Einbindung von Krankenpflegern in diese Dynamik erhöht die Qualität, Sicherheit und Wirksamkeit der Forschung.

1. Rekrutierung und Einwilligung nach Aufklärung :
   Identifikation von Kandidaten: Krankenpfleger können Patienten identifizieren, die den Kriterien der Studie entsprechen.
   Information und Aufklärung: Sie erläutern den Ablauf der Studie, ihre Vorteile, Risiken und andere verfügbare Optionen.

Einholung der Zustimmung: Sie stellen sicher, dass der Patient alle Implikationen versteht und eine informierte Zustimmung erteilt.

2. Verwaltung der Behandlungen :
   Studienprotokoll: Die Krankenpfleger stellen sicher, dass die Behandlung gemäß dem Studienprotokoll durchgeführt wird.
   Überwachung von Nebenwirkungen: Sie sind oft die ersten, die Nebenwirkungen oder unerwartete Reaktionen erkennen und damit umgehen.

3. Proben und Diagnosen :
   Sammeln von Proben : Die Krankenpfleger entnehmen Proben wie Blut oder Gewebe entsprechend den Anforderungen der Studie.
   Überwachung klinischer Parameter: Sie führen Messungen und Tests durch, z. B. Blutdruckmessungen oder Elektrokardiogramme, um die Entwicklung des Patienten zu verfolgen.

4. Verbindung zum Forschungsteam :
   Datenübermittlung: Sie dokumentieren und berichten Ergebnisse, Nebenwirkungen oder andere relevante Beobachtungen an das Forschungsteam.
   Interdisziplinäre Zusammenarbeit: Sie arbeiten eng mit Ärzten, Forschern, Apothekern und anderen beteiligten Berufsgruppen zusammen.

5. Unterstützung und Aufklärung des Patienten :
   Psychosoziale Betreuung: Krankenpfleger bieten emotionale Unterstützung, da die Teilnahme an einer Studie für den Patienten mit Ängsten oder Fragen verbunden sein kann.
   Fortlaufende Aufklärung: Sie informieren den Patienten über die Entwicklung der Studie, die

erwarteten Ergebnisse und mögliche Änderungen des Protokolls.

6. Garant für Ethik :

Wahrung der Rechte des Patienten : Krankenpfleger achten darauf, dass die Rechte, die Privatsphäre und die Würde des Patienten stets gewahrt werden.

Rolle des Fürsprechers: Wenn ein Patient gefährdet zu sein scheint oder die Studie gegen seine Interessen verstößt, tritt der Krankenpfleger als Fürsprecher des Patienten auf.

7. Ausbildung und Aktualisierung der Kenntnisse :

Kenntnis der Fortschritte : Die klinischen Studien entwickeln sich schnell weiter, sodass der Krankenpfleger sich regelmäßig auf dem Laufenden halten muss.

Teilnahme an Seminaren und Schulungen : Um in ihrer Rolle effektiv zu sein, nehmen Krankenpfleger häufig an speziellen Schulungen zur klinischen Forschung teil.

Der Krankenpfleger ist bei klinischen Studien nicht nur ein ausführendes Organ. Sie ist ein wesentliches Bindeglied, das sicherstellt, dass die Forschung mit Respekt für den Patienten durchgeführt wird, und gleichzeitig die Strenge und Qualität der Datenerhebung gewährleistet. In diesem heiklen Tanz zwischen Pflege und Wissenschaft nimmt der Krankenpfleger einen zentralen Platz ein und bekräftigt seine unverzichtbare Rolle in der Entwicklung der Medizin.

• Ethik in der Forschung.

Forschungsethik ist ein wichtiges Anliegen in allen Bereichen der Wissenschaft, insbesondere in der klinischen Forschung. Für Krankenpfleger, die sich in diesem Bereich engagieren, ist es von entscheidender

Bedeutung, diese ethischen Grundsätze zu verstehen und zu verinnerlichen. Sie dienen nicht nur dem Schutz der Patienten, sondern gewährleisten auch die Gültigkeit und Zuverlässigkeit der gesammelten Daten.

1. Grundlegende Prinzipien der Forschungsethik:

- **Achtung der Person**: Jede **Person** hat das Recht auf Autonomie und Schutz bei der Entscheidung, ob sie an einer Forschung teilnimmt oder nicht. Dies gilt insbesondere für gefährdete Bevölkerungsgruppen.
- **Nutzen**: Die Forscher sind verpflichtet, den Nutzen für die Teilnehmer zu maximieren und mögliche Risiken zu minimieren.
- **Gerechtigkeit**: Die Vorteile und Risiken der Forschung sollten gleichmäßig auf alle Bevölkerungsgruppen verteilt werden, ohne dass bestimmte Gruppen ausgegrenzt oder ausgebeutet werden.

2. Informierte Zustimmung:

- **Umfassende Information**: Patienten müssen umfassend über die Verfahren, Risiken, Vorteile und möglichen Alternativen informiert werden.
- **Verständnis**: Es muss sichergestellt werden, dass der Patient die Informationen verstanden hat, bevor er seine Einwilligung gibt.
- **Freiwilligkeit**: Die Einwilligung muss aus freien Stücken, ohne Druck oder äußeren Einfluss gegeben werden.

3. Vertraulichkeit und Datenschutz:

- **Anonymisierung**: Die Daten müssen oft anonymisiert werden, um die Identität der Teilnehmer zu schützen.
- **Beschränkter Zugang**: Nur Personen, die direkt in die Forschung involviert sind, sollten Zugang zu den Daten haben.

4. Ethische Überprüfung durch einen unabhängigen Ausschuss:

Sorgfältige Prüfung: Eine externe Ethikkommission prüft die Forschungsprotokolle, um sicherzustellen, dass sie alle ethischen Grundsätze einhalten.

Feedback und Anpassungen: Der Ausschuss kann Änderungen oder Verbesserungen vorschlagen, um die ethische Integrität der Studie zu stärken.

5. Verantwortung gegenüber den Teilnehmern:

Nachbesprechung: Nach Abschluss der Forschung ist es oft ratsam, den Teilnehmern die Ziele und Methoden zu erläutern, insbesondere wenn Täuschungstechniken eingesetzt wurden.

Recht auf Rückzug: Die Teilnehmer sollten darüber informiert werden, dass sie jederzeit von der Studie zurücktreten können, ohne dass dies irgendwelche negativen Folgen hat.

6. Ethik bei der Veröffentlichung und Kommunikation:

Integrität: Die Ergebnisse sollten ehrlich, unverfälscht oder manipuliert berichtet werden.

Transparenz: Alle potenziellen Interessenkonflikte, wie z. B. die Finanzierung durch ein Pharmaunternehmen, müssen offengelegt werden.

Für Krankenpfleger ist das Verständnis und die Einhaltung dieser Grundsätze nicht nur eine Frage der Compliance. Es ist eine Verpflichtung zu Integrität, Gerechtigkeit und vor allem zum Wohlergehen der Patienten. Im dynamischen Bereich der klinischen Forschung, in dem Entdeckungen die Pflege und Behandlung von Patienten direkt beeinflussen können, bleibt die Ethik der Kompass, der jeden Schritt des Prozesses leitet.

Kapitel 9 :
TECHNOLOGIE UND INNOVATION
IN INFEKTIONSKRANKHEITEN

Telemedizin und Fernbetreuung

- **Einsatz digitaler Hilfsmittel zur Patientenbetreuung.**

Im modernen Gesundheitswesen haben digitale Hilfsmittel einen revolutionären Weg für die Patientenbetreuung eröffnet. Sie haben nicht nur die Effizienz der Pflege verbessert, sondern auch für mehr Komfort für Patienten und Pflegepersonal gesorgt. Für Krankenpfleger stellt dies eine große Entwicklung dar, die sowohl Chancen als auch Herausforderungen bietet.

1. Telemedizin und virtuelle Konsultationen :
   - **Leichter Zugang**: Dank der Telemedizin können Patienten, vor allem in abgelegenen Gebieten, ihre Behandler konsultieren, ohne selbst reisen zu müssen.
   - **Kontinuität der Versorgung**: Bei physischer Abwesenheit ermöglicht die virtuelle Konsultation eine kontinuierliche Betreuung, was bei Erkrankungen wie Diabetes oder Bluthochdruck von entscheidender Bedeutung ist.
   - **Herausforderungen**: Es ist wichtig, über den Bildschirm Vertrauen aufzubauen, und auch Krankenpfleger müssen sich in der effektiven Nutzung digitaler Hilfsmittel schulen lassen.

2. Elektronische Patientenakten (Electronic Medical Records, EMR) :

Speicherung und Zugriff: EMRs bieten eine sichere Speicherung medizinischer Daten und erleichtern den schnellen Zugriff auf die Krankengeschichte des Patienten.

Aktualisierung in Echtzeit: Änderungen oder Ergänzungen der Akte werden in Echtzeit synchronisiert, sodass sichergestellt ist, dass alle Pflegekräfte über die aktuellsten Informationen verfügen.

Herausforderungen: Der Datenschutz ist ein wichtiges Anliegen, ebenso wie die Anpassungsfähigkeit an verschiedene Plattformen und Software.

3. Tracking-Anwendungen und tragbare Geräte :

Kontinuierliche Überwachung: Verbundene Uhren, Armbänder und Apps können die Vitalzeichen und Gewohnheiten von Patienten kontinuierlich überwachen.

Frühwarnungen: Diese Tools können Anomalien erkennen und Warnungen versenden, sodass ein frühzeitiges Eingreifen möglich ist.

Herausforderungen: Die Gültigkeit der gesammelten Daten und der Umgang mit Fehlalarmen sind Probleme, die angegangen werden müssen.

4. Foren und Online-Gemeinschaften :

Emotionale Unterstützung: Die Patienten können ihre Erfahrungen austauschen und sich gegenseitig unterstützen.

Bildung: Krankenpfleger können Online-Sitzungen organisieren, um Patienten über ihre Krankheit oder die häusliche Pflege aufzuklären.

Herausforderungen: Die Überprüfung der Gültigkeit von geteilten Informationen und der Umgang mit Fehlinformationen sind entscheidende Aufgaben.

5. Laufende Schulungen und Aktualisierungen :

Webinare und Online-Kurse: Krankenpfleger können sich über die neuesten Entwicklungen informieren, ohne ihren Arbeitsplatz verlassen zu müssen.

Virtuelle Simulationen: Notfallsituationen können simuliert werden und bieten eine sichere Lernumgebung.

Herausforderungen: Ein gewisses Maß an menschlicher Interaktion ist unerlässlich, um eine umfassende Ausbildung zu gewährleisten.

Das digitale Zeitalter hat die traditionellen Grenzen der Krankenpflege verschoben und bietet innovative und effiziente Lösungen für die Patientenbetreuung. Obwohl diese Werkzeuge enorme Vorteile bieten, ist es entscheidend, sie mit Bedacht einzusetzen, sich ständig weiterzubilden und sich der ethischen und technischen Herausforderungen, die sie mit sich bringen können, bewusst zu sein.

• Vorteile und Herausforderungen der Fernüberwachung.

Die Fernüberwachung, bei der Patienten mithilfe elektronischer Geräte aus der Ferne überwacht werden, ist zu einem immer wichtigeren Bestandteil der modernen Medizin geworden. Sie bietet wesentliche Vorteile, ist aber auch mit Herausforderungen verbunden, die es zu erkennen gilt.

Vorteile :

Kontinuität der Pflege: Patienten können in Echtzeit überwacht werden, auch wenn sie sich zu Hause oder in einer anderen Pflegeeinrichtung befinden, wodurch die Kontinuität der Pflege gewährleistet wird.

- **Kostensenkung**: Durch Telemonitoring kann die Notwendigkeit von Krankenhausaufenthalten und wiederholten Besuchen verringert werden, was zu Einsparungen für Gesundheitseinrichtungen und Patienten führt.
- **Komfort für den Patienten** : Die Patienten können in ihrer vertrauten Umgebung bleiben, während sie medizinisch überwacht werden, was ihr Wohlbefinden und ihre Genesung verbessern kann.
- **Frühzeitige Erkennung von Komplikationen** : Anomalien können frühzeitig erkannt werden, was frühzeitige Eingriffe ermöglicht, die ernsthaftere Komplikationen verhindern können.
- **Erweiterter Zugang zur Gesundheitsversorgung**: Menschen, die in abgelegenen Gebieten leben oder sich nicht leicht fortbewegen können, haben dank der Fernüberwachung Zugang zu einer qualitativ hochwertigen Gesundheitsversorgung.

Herausforderungen :
- **Datenschutz- und Sicherheitsprobleme**: Die Übertragung von medizinischen Daten über große Entfernungen birgt Risiken für den Datenschutz und die Datensicherheit.
- **Verlässlichkeit der Technik**: Die Geräte müssen genau und zuverlässig sein. Jede technische Fehlfunktion kann die Qualität der Pflege gefährden.
- **Schulung und Anpassung**: Das Pflegepersonal muss geschult werden, um diese Hilfsmittel effektiv zu nutzen. Die Einführung neuer Technologien kann langsam erfolgen, vor allem, wenn sich das Personal damit nicht wohlfühlt.
- **Interpretation der Daten** : Bei der Fülle der übermittelten Daten ist es entscheidend, die

relevanten Informationen herauszufiltern, um Staus und Fehlalarme zu vermeiden.

- **Anfängliche Kosten**: Die Anfangsinvestition in die Telemonitoring-Technologie kann hoch sein, obwohl die langfristigen Einsparungen diese Kosten ausgleichen können.
- **Medizinische Haftung**: Die Feststellung der Haftung für Fehler oder Fahrlässigkeit im Zusammenhang mit der Fernüberwachung kann komplex sein.
- **Technologieabhängigkeit**: Eine übermäßige Abhängigkeit von der Technologie kann die Qualität der Beziehung zwischen Patient und Pflegekraft, die ein grundlegendes Element der Pflege ist, beeinträchtigen.

Telemonitoring hat das Potenzial, die Medizin grundlegend zu verändern und bietet sowohl für Patienten als auch für Angehörige der Gesundheitsberufe erhebliche Vorteile. Es ist jedoch von entscheidender Bedeutung, die Herausforderungen mit Bedacht anzugehen und Strategien zu entwickeln, um die Vorteile zu maximieren und gleichzeitig die Risiken zu minimieren.

Neue diagnostische Techniken

Entwicklung der Laborausstattung.
Von der Entdeckung des Mikroskops bis zu den heutigen fortschrittlichen Technologien hat sich die Laborausrüstung rasant entwickelt. Sie hat phänomenale Fortschritte in den Bereichen Forschung, Diagnose und Behandlung von Krankheiten ermöglicht.

1. Die Anfänge: Die Grundlagen der Biologie und Chemie
- **Das Mikroskop**: Die Erfindung des Mikroskops im 17. Jahrhundert öffnete die Tür zur Erforschung von

Zellen und Mikroorganismen und ebnete den Weg für die moderne Biologie.

- **Reagenzgläser und Bechergläser**: Einfache, aber wichtige Hilfsmittel für die ersten chemischen Experimente.
- **Die manuelle Zentrifuge**: Wird verwendet, um Flüssigkeiten nach ihrer Dichte zu trennen.

2. Das Aufkommen der Biochemie und Mikrobiologie

- **Der Laminar-Flow-Hauben**: Ermöglicht das Arbeiten in einer sterilen Umgebung und war entscheidend für die Kultivierung von Zellen und Mikroorganismen.
- **Spektralphotometer**: Wird verwendet, um die Konzentration einer Substanz in einer Lösung zu messen, basierend auf der Absorption von Licht.
- **Das Elektronenmikroskop**: Da es eine viel höhere Auflösung als das Lichtmikroskop bietet, hat es die Beobachtung von Strukturen ermöglicht, die bis dahin unsichtbar waren.

3. Die molekulare Revolution

- **PCR-Maschinen (Polymerase Chain Reaction)**: Sie wurden in den 1980er Jahren eingeführt und haben die Genetik revolutioniert, indem sie die schnelle Vermehrung von DNA ermöglichten.
- **DNA-Sequenzierer**: Diese Geräte haben die Entschlüsselung von Genomen möglich gemacht und damit den Weg für die Genomik und die personalisierte Medizin geebnet.

4. Miniaturisierung und Automatisierung

- **DNA-Chips und Mikroarrays**: Diese kompakten Werkzeuge können die Expression von Tausenden von Genen gleichzeitig analysieren.
- **Automatisierte Analysatoren**: Da sie in der Lage sind, Hunderte von Tests in kurzer Zeit durchzuführen,

haben sie die Diagnose beschleunigt und die Fehlerquote reduziert.

5. Das digitale Zeitalter und die technologische Konvergenz
- **Massenspektrometer der nächsten Generation**: Diese Werkzeuge können Proteine, Lipide und andere Moleküle mit bisher unerreichter Genauigkeit identifizieren und quantifizieren.
- **Synthetische Biologie und 3D-Druck**: Diese Technologien ermöglichen die Herstellung von personalisierten Geweben, Organen und biologischen Systemen.
- **Werkzeuge** der **künstlichen Intelligenz**: In Verbindung mit Laborgeräten ermöglichen sie eine schnellere und genauere Analyse der Daten.

Die Entwicklung der Laborausrüstung veranschaulicht das unaufhörliche Streben der Menschheit, die lebende Welt zu verstehen und zu manipulieren. Während immer neue Technologien entstehen, versprechen die Labore der Zukunft noch leistungsfähiger, effizienter und patientenzentrierter zu sein.

• Einführung in genomische Tests und andere Fortschritte.

Das heutige Zeitalter der Medizin lässt sich mit einem einzigen Satz charakterisieren: personalisiert, prädiktiv, präventiv und partizipativ. Im Zentrum dieses Wandels steht die Genomik, die Wissenschaft, die das gesamte Genom untersucht und uns beispiellose Informationen über unsere Herkunft, unsere Gesundheit und unsere Anfälligkeit für bestimmte Krankheiten liefert. In Verbindung mit anderen technologischen Fortschritten ist die Genomik dabei, die Art und Weise, wie wir die Medizin angehen, neu zu definieren.

1. Genomische Tests: Ein Fenster zu unserer DNA

Das menschliche Genom besteht aus etwa 3 Milliarden Basenpaaren, die für alle Aspekte unserer Physiologie kodieren. Mithilfe von Genomtests können :

- **Mutationen identifizieren**: Bestimmte genetische Mutationen können für Krankheiten prädisponieren. Wenn sie frühzeitig erkannt werden, können vorbeugende Strategien entwickelt werden.
- **Anpassung der Behandlung** : Genetische Variationen beeinflussen die Art und Weise, wie wir auf Medikamente reagieren. Wer sein genetisches Profil kennt, kann die Wahl der Behandlungen steuern und so unnötige Nebenwirkungen vermeiden und die Wirksamkeit optimieren.

2. Die Sequenzierung der nächsten Generation (NGS)

Obwohl das Projekt des menschlichen Genoms Jahre dauerte und Milliarden von Dollar kostete, ist es heute dank NGS möglich, ein komplettes Genom innerhalb weniger Tage und zu einem Bruchteil der ursprünglichen Kosten zu sequenzieren.

3. Biobanken und Kohortenstudien

Die Speicherung von biologischen Proben und genomischen Daten großer Populationen ermöglicht es, die Zusammenhänge zwischen Genetik, Umwelt und Krankheiten zu analysieren. Diese riesigen Datenbanken bieten wertvolle Einblicke in die Prävalenz bestimmter Mutationen und deren klinische Folgen.

4. Andere technologische Fortschritte

- **CRISPR-Cas9**: Diese Technologie zur genetischen Veränderung hat die Biologie revolutioniert, indem sie gezielte Veränderungen der DNA ermöglicht. Sie ebnet den Weg für die Korrektur von Genmutationen und für neuartige Gentherapien.

- **DNA-Chips**: Sie ermöglichen die gleichzeitige Analyse der Expression von Tausenden von Genen und helfen dabei, die vielen Krankheiten zugrunde liegenden Mechanismen zu verstehen.
- **Metabolomik und Proteomik**: Diese Disziplinen untersuchen die Gesamtheit der Metaboliten bzw. Proteine in einer Probe und bieten so einen Überblick über die ablaufenden biologischen Prozesse.

Genomische Tests markieren in Verbindung mit diesen Fortschritten den Beginn einer Ära, in der die Medizin weniger reaktiv und mehr proaktiv ist. Mit einem ständig wachsenden Verständnis unserer Biologie auf molekularer Ebene sind wir besser gerüstet, um Krankheiten zu antizipieren, Behandlungen zu personalisieren und letztendlich die Gesundheitsergebnisse für alle zu verbessern.

Kapitel 10 :
INTERPROFESSIONALITÄT
UND ZUSAMMENARBEIT

Arbeit in einem Netzwerk
mit anderen Fachrichtungen

- ## Zusammenarbeit mit Mikrobiologie, Pharmakologie usw.

Die Welt des Gesundheitswesens ist ein riesiges Ökosystem, in dem sich verschiedene medizinische Fachrichtungen überschneiden und ständig miteinander interagieren. Der Krankenpfleger, der in diesem Gefüge eine zentrale Rolle spielt, arbeitet nie allein. Sein Beruf befindet sich an der Schnittstelle zahlreicher Disziplinen, und seine Zusammenarbeit mit diesen ist für die Gewährleistung einer qualitativ hochwertigen Pflege von entscheidender Bedeutung. Im Zusammenhang mit Infektionskrankheiten ist diese Zusammenarbeit umso entscheidender.

1. Mikrobiologie: ein gemeinsames Streben gegen das Unsichtbare
Mikroben, seien es Bakterien, Viren, Pilze oder Parasiten, sind die Protagonisten jeder Abteilung für Infektionskrankheiten. Der Krankenpfleger ist oft der erste, der einen möglichen Krankheitserreger bei einem Patienten entdeckt.

- **Austausch von Informationen** : Nachdem der Krankenpfleger Proben entnommen hat, leitet er sie an das mikrobiologische Labor weiter, wo Techniker und Mikrobiologen den Krankheitserreger identifizieren. Schnelligkeit und Genauigkeit sind entscheidend.

117

- **Einführung geeigneter Protokolle**: Aufgrund der Testergebnisse können Isolations- oder Behandlungsprotokolle eingeführt werden, die eine einwandfreie Koordination zwischen dem Krankenpfleger und dem Mikrobiologen erfordern.

2. Pharmakologie: Die Allianz für eine optimale Behandlung
Der Krieg gegen Infektionen wird auch auf dem Gebiet der Medikation ausgetragen. Krankenpfleger verabreichen Medikamente und müssen daher ein tiefes Verständnis der Pharmakologie haben.

- **Therapiewahl**: Der Krankenpfleger arbeitet eng mit dem Pharmakologen oder Krankenhausapotheker zusammen, um sicherzustellen, dass das verschriebene Medikament für die Situation des Patienten am besten geeignet ist.
- **Überwachung von Nebenwirkungen**: Über die Verabreichung hinaus spielt der Krankenpfleger eine wesentliche Rolle bei der Erkennung möglicher Nebenwirkungen oder Wechselwirkungen von Medikamenten.

3. Zusammenarbeit mit anderen Fachrichtungen
Neben Mikrobiologie und Pharmakologie arbeitet der Krankenpfleger für Infektionskrankheiten auch mit mehreren anderen Fachgebieten zusammen:

- **Epidemiologie**: Um die Ausbreitung von Infektionen innerhalb der Einrichtung oder in der Gemeinschaft zu verfolgen.
- **Radiologie**: Wenn ein Patient bildgebende Verfahren benötigt, um eine Infektion zu bestätigen oder zu beurteilen.
- **Chirurgie**: In Fällen, in denen ein Eingriff erforderlich ist, z. B. zur Behandlung eines Abszesses.
- **Sozialdienste**: Um die Patienten bei ihrer Wiedereingliederung oder bei der Betreuung nach dem Krankenhausaufenthalt zu begleiten.

Diese professionelle Symbiose gewährleistet eine ganzheitliche Patientenbetreuung, bei der jedes Glied der Kette sein Fachwissen einbringt. In der komplexen und sich ständig verändernden Welt der Infektionskrankheiten ist die interdisziplinäre Zusammenarbeit nicht nur wünschenswert, sondern absolut lebensnotwendig. Sie verkörpert die Verschmelzung von Wissen und Fähigkeiten im Dienste der Gesundheit und des Wohlergehens des Patienten.

- **Multidisziplinäre Fälle: Infektionskrankheiten und ihre Komorbiditäten.**

Die Behandlung von Infektionskrankheiten ist keine isolierte Allee im weiten Feld der Medizin. Infektionen können andere Begleiterkrankungen des Patienten beeinflussen und werden von diesen beeinflusst. Diese Wechselwirkungen, die oft als Komorbiditäten bezeichnet werden, erfordern einen multidisziplinären Ansatz, bei dem verschiedene medizinische Fachrichtungen Synergien nutzen, um eine optimale Behandlung zu gewährleisten.

1. Herz-Kreislauf-Erkrankungen und Infektionen
Infektionen können vorbestehende Herz-Kreislauf-Erkrankungen verschlimmern. So kann beispielsweise eine Sepsis zu akutem Herzversagen führen.
- **Koordination mit der Kardiologie**: Gewährleistung einer verstärkten Überwachung, Anpassung der Herzbehandlung und Antizipation potenzieller Komplikationen.

2. Diabetes und Anfälligkeit für Infektionen
Diabetes schwächt das Immunsystem, wodurch die Patienten anfälliger für Infektionen werden, insbesondere für Haut- oder Harnwegsinfektionen.
- **Zusammenarbeit mit der Endokrinologie**: Ausgleich des Blutzuckerspiegels, genaue Überwachung von

Wunden zur Vermeidung von Infektionen und Anpassung der Diabetestherapie an die Antibiotikabehandlung.

3. Infektionen und Erkrankungen der Atemwege

Patienten mit chronischen Lungenerkrankungen wie COPD können bei Infektionen der Atemwege Exazerbationen erleiden.

- **Partnerschaft mit der Pneumologie**: Anpassung der Behandlung, Atemphysiotherapie und Überwachung der Lungenfunktion.

4. Infektionskrankheiten und neurologische Störungen

Einige Infektionen können das Nervensystem beeinträchtigen, z. B. Meningitis oder Enzephalitis.

- **Verbindung zur Neurologie**: Schnelle Diagnose, Überwachung der neurologischen Zeichen und Anpassung der Behandlung.

5. Immunsuppression und erhöhtes Infektionsrisiko

Ob aufgrund einer Erkrankung wie HIV oder einer immunsuppressiven Behandlung wie Chemotherapie, diese Patienten sind besonders gefährdet.

- **Austausch mit Onkologie und Immunologie**: Risikobewertung, Infektionsprophylaxe und verstärkte Nachsorge.

6. Schwangerschaft und Infektionskrankheiten

Einige Infektionen können schwerwiegende Folgen für die Schwangerschaft und den Fötus haben, z. B. das Zika-Virus oder Toxoplasmose.

- **Gemeinsame Arbeit mit der Gynäkologie und Geburtshilfe**: Überwachung der Mutter und des Fötus, Anpassung der Behandlung und Verhinderung der vertikalen Übertragung.

Infektionskrankheiten sind nie eine isolierte Angelegenheit. Ihre Behandlung erfolgt an den Schnittstellen zahlreicher Fachgebiete, wobei jede Komorbidität eine weitere Ebene der Komplexität hinzufügt. Diese Interdependenz unterstreicht die Bedeutung einer reibungslosen Kommunikation zwischen den Gesundheitsfachkräften und einer kontinuierlichen Weiterbildung, die Krankenpfleger in die Lage versetzt, diese multidisziplinären Herausforderungen zu antizipieren, zu verstehen und effektiv zu handeln.

Internationale Austausche und Partnerschaften

• Von den Erfahrungen anderer Länder lernen.

Im Zeitalter der Globalisierung und der sofortigen Kommunikation ist der Austausch von Wissen und Erfahrungen nicht nur möglich, sondern auch unerlässlich. Für den Bereich der Infektionskrankheiten können die Lehren, die aus einem Land gezogen werden, von globaler Bedeutung sein und dazu beitragen, Gesundheitskrisen vorherzusehen, zu verhindern und besser zu bewältigen.

1. Untersuchung präventiver Strategien
Jedes Land entwickelt aufgrund seiner Kultur, seines Gesundheitssystems und seiner Ressourcen einzigartige Methoden der Prävention.
- **Taiwan und SARS**: Nach dem Ausbruch von SARS im Jahr 2003 führte Taiwan ein strenges und schnelles Überwachungssystem ein, was ihre Reaktion auf COVID-19 erheblich erleichterte.

2. Analysieren Sie die Behandlungsmethoden
Die Behandlungsprotokolle variieren je nach den verfügbaren Ressourcen und dem verfügbaren Wissen.

- **Westafrika und Ebola**: Die medizinischen Teams kombinierten intensive klinische Versorgung mit traditionellen lokalen Praktiken, um das Virus wirksam zu bekämpfen.

3. Sensibilisierungskampagnen verstehen
Die Art und Weise, wie Informationen verbreitet und empfangen werden, unterscheidet sich von Kultur zu Kultur.

- **Uganda und HIV**: Die "Zero Grazing"-Initiative, die monogame Treue förderte, war ein Eckpfeiler ihrer erfolgreichen HIV-Kampagne in den 1980er und 1990er Jahren.

4. Annahme von Impfpraktiken
Die Durchimpfungsrate hängt oft von spezifischen nationalen Strategien ab.

- **Brasilien und das Gelbfieber**: Dank der massiven Impfkampagne und der Überwachung von Risikogebieten konnten die regelmäßigen Ausbrüche unter Kontrolle gebracht werden.

5. Sich an der Ausbildung von Gesundheitsfachkräften orientieren
Einige Länder haben innovative Bildungsprogramme entwickelt, um auf ihre spezifischen Herausforderungen zu reagieren.

- **Indien und Tuberkulose**: Durch die Ausbildung von Gemeindegesundheitshelfern konnte die Reichweite der Gesundheitsdienste in abgelegenen ländlichen Gebieten erweitert werden.

6. Analyse der Bereitschaft und Reaktion auf Epidemien
Eine schnelle und wirksame Reaktion auf einen Ausbruch ist von entscheidender Bedeutung.

- **Südkorea und MERS**: Nach einem MERS-Ausbruch im Jahr 2015 verstärkte das Land sein

Rückverfolgbarkeits- und Testsystem, was während der COVID-19-Pandemie von entscheidender Bedeutung war.

Das Lernen aus den Erfahrungen anderer Länder ist nicht nur ein intellektueller Prozess. Es ist eine praktische Notwendigkeit, um zukünftige Bedrohungen zu antizipieren und die Widerstandsfähigkeit von Gesundheitssystemen zu stärken. Indem sie eine globale Perspektive einnehmen, können Gesundheitsfachkräfte von einem breiteren Blickwinkel profitieren, von Erfolgen lernen, vergangene Fehler vermeiden und letztendlich eine bessere Gesundheitsversorgung anbieten.

• **Kooperationen für Forschungs- und Bildungsprojekte.**

Im Bereich der Infektionskrankheiten kann die Bedeutung der Zusammenarbeit nicht hoch genug eingeschätzt werden. Sie bildet das Fundament, auf dem modernste medizinische Forschung und Ausbildung aufbauen. Die Symbiose zwischen Forschern, Pädagogen, medizinischem Fachpersonal und Institutionen auf der ganzen Welt ermöglicht es, die Grenzen des Wissens zu erweitern und klinische Interventionen zu optimieren.

1. Die Macht der Forschungsnetzwerke
Infektionskrankheiten kennen keine Grenzen, und Forschungsnetze ermöglichen eine koordinierte und schnelle Reaktion auf neu auftretende Epidemien.
  • **Internationale Konsortien**: Diese Zusammenschlüsse ermöglichen die Zusammenführung von Daten, die Standardisierung von Protokollen und die Beschleunigung der klinischen Forschung.

- **Akademischer Austausch**: Er fördert den Austausch von Kompetenzen und die Entdeckung neuer Perspektiven in der Forschung.

2. Gemeinsame Bildungsinitiativen
- **Austauschprogramme für Studierende und Fachkräfte**: Diese Programme ermöglichen es Krankenpflegern und anderen Fachkräften des Gesundheitswesens, in verschiedenen Kontexten zu lernen und dieses Wissen in ihre eigenen Einrichtungen einzubringen.
- **Online-Kurse und MOOCs**: Sie fördern den demokratischen Zugang zu Bildung und ermöglichen es globalen Experten, ihr Wissen zu teilen.

3. Zusammenarbeit mit NGOs und internationalen Organisationen
- **Partnerschaften für die Ausbildung vor Ort**: Organisationen wie Ärzte ohne Grenzen arbeiten oft mit lokalen Einrichtungen zusammen, um das Personal in bewährten Verfahren im Umgang mit Infektionskrankheiten zu schulen.
- **Initiativen zur Sensibilisierung der Gemeinschaft**: Durch diese Kooperationen können maßgeschneiderte Programme erstellt werden, um die lokale Gemeinschaft über die Prävention und Behandlung von Infektionen aufzuklären.

4. Interdisziplinäre Zusammenarbeit
- **Zwischen Medizin und Sozialwissenschaften**: Das Verständnis von Verhaltensweisen, Überzeugungen und sozialen Strukturen kann die Wirksamkeit medizinischer Maßnahmen verbessern.
- **Mit Informationstechnologie**: Bioinformatik und künstliche Intelligenz können die Art und Weise, wie wir Infektionskrankheiten verstehen und behandeln, verändern.

5. Industriepartnerschaften

Kooperationen zwischen dem akademischen Sektor und der Industrie können die Entwicklung neuer Behandlungsmethoden, Impfstoffe und Diagnosetechnologien beschleunigen.

Gemeinsam sind wir stark, vor allem im Bereich der Infektionskrankheiten. Da die Welt immer stärker vernetzt wird, ist die Zusammenarbeit in Forschung und Bildung relevanter denn je. Sie stärkt nicht nur die Wissensbasis, sondern schafft auch eine globale Gemeinschaft, die bereit ist, sich den aktuellen und zukünftigen Herausforderungen der öffentlichen Gesundheit zu stellen.

SCHLUSSFOLGERUNG :
DIE ZUKUNFT DES BERUFS

Die Innovationen
in Infektionskrankheiten.

Die Geschichte der Medizin ist voll von Beispielen, in denen bedeutende Fortschritte unsere Fähigkeit, zuvor verheerende Krankheiten zu behandeln und zu verhindern, verändert haben. Infektionskrankheiten sind hier keine Ausnahme. In den letzten Jahren hat sich der Horizont für Innovationen in diesem Bereich, insbesondere durch das Aufkommen hochentwickelter Technologien und Fortschritte in der Molekularbiologie, stetig erweitert.

1. Schnelle und tragbare Diagnosen
   * **Biosensoren**: Geräte, die bestimmte Krankheitserreger in Proben in kürzester Zeit, oft innerhalb von Minuten, nachweisen können.
   * **Sequenztests**: Durch Fortschritte wie die Sequenzierung der nächsten Generation ist es nun möglich, unbekannte Krankheitserreger schnell zu identifizieren.

2. Neue Behandlungen und Therapien
   * **Phagentherapie**: Einsatz spezifischer Viren (Bakteriophagen) zur Abtötung von Bakterien, die gegen Antibiotika resistent sind.
   * **Gentherapie**: Techniken zur Veränderung oder zum Ersatz defekter Gene, die potenziell Behandlungsmöglichkeiten für chronische Infektionskrankheiten bieten.

3. RNA- und DNA-Impfstoffe
- **Impfstoffe mit Boten-RNA (mRNA)**: Eine Schlüsselinnovation, die mit der Entwicklung von Impfstoffen gegen COVID-19 ins Rampenlicht gerückt wurde. Sie bieten eine schnellere Produktion und können leicht an neue Virenstämme angepasst werden.

4. Überwachungs- und Frühwarnsysteme
- **Genomische Überwachung**: Die Sequenzierung des Genoms von Krankheitserregern ermöglicht die genaue Identifizierung von Stämmen und die Überwachung von Ausbrüchen in Echtzeit.
- **Künstliche Intelligenz**: Algorithmen, die durch die Analyse riesiger Datenmengen Epidemien vorhersagen können.

5. Gezielte und personalisierte Therapien
Dank eines besseren Verständnisses der menschlichen Genomik und der Krankheitserreger können Behandlungen auf die spezifische Biologie jedes einzelnen Patienten zugeschnitten werden.

6. Modellierung und Simulationen
Mit der heutigen Rechenleistung kann die Ausbreitung einer Krankheit simuliert werden, was für die Umsetzung von Maßnahmen im Bereich der öffentlichen Gesundheit von entscheidender Bedeutung ist.

7. Innovationen in der Prävention
- **Synthetische Haut**: Beschichtungen, die darauf ausgelegt sind, pathogene Mikroorganismen abzuwehren und so die Ausbreitung von Infektionen zu verringern.
- **Mikrobiom**: Ein besseres Verständnis der Rolle nützlicher Bakterien in unserem Körper ebnet den

Weg für therapeutische Probiotika zur Bekämpfung von Infektionen.

Innovationen im Bereich der Infektionskrankheiten gestalten die medizinische Landschaft immer wieder neu. Ob neue Diagnoseinstrumente, revolutionäre Behandlungsmethoden oder fortschrittliche Präventionstechniken - diese Fortschritte versprechen, unsere Fähigkeit, Infektionskrankheiten zu verhindern, zu erkennen und zu behandeln, zu verändern, und bieten damit die Hoffnung auf eine gesündere Welt.

Die Bedeutung der Weiterbildung.

In einer sich ständig verändernden Welt, insbesondere im medizinischen Bereich, erscheint die Weiterbildung nicht nur als eine Notwendigkeit, sondern auch als eine Pflicht für alle Angehörigen der Gesundheitsberufe, insbesondere für Krankenpfleger, die in Abteilungen für Infektionskrankheiten arbeiten. Dieser inhärent dynamische Bereich unterliegt einem raschen Wandel, der mit dem wissenschaftlichen Fortschritt, dem Auftreten neuer Krankheitserreger und den Herausforderungen durch Arzneimittelresistenzen zusammenhängt.

1. Sich angesichts der Entwicklung von Krankheiten auf dem Laufenden halten
Infektionskrankheiten sind nicht statisch. Viren und Bakterien mutieren, neue Stämme tauchen auf und andere verschwinden. Die COVID-19-Pandemie ist ein eindrucksvolles Beispiel dafür und erinnert daran, wie wichtig es ist, vorbereitet und informiert zu sein. Durch Weiterbildung können sich Krankenpfleger mit diesen neuen Bedrohungen, ihrer Übertragungsweise, den Symptomen und den besten Interventionsstrategien vertraut machen.

2. Beherrschung neuer Techniken und Technologien

Mit dem technologischen Fortschritt stehen den Krankenpflegern immer mehr Werkzeuge und Techniken zur Verfügung: neue Schutzausrüstungen, schnelle Diagnosegeräte, Software für die Patientenverwaltung usw. Sich ständig weiterzubilden gewährleistet, dass diese Werkzeuge optimal im Dienste des Patienten eingesetzt werden.

3. Vertiefung der Beziehungsfähigkeit

Auch die Beziehung zum Patienten, die im Behandlungsverlauf zentral ist, entwickelt sich weiter. Die Weiterbildung bietet Werkzeuge, um besser zu kommunizieren, mit schwierigen Situationen umzugehen oder sich an neue gesellschaftliche Realitäten anzupassen.

4. Ethische Herausforderungen antizipieren und darauf reagieren

Es stellen sich regelmäßig neue ethische Fragen, sei es im Zusammenhang mit der Verabreichung von experimentellen Behandlungen, dem Lebensende oder der Einwilligung nach Aufklärung. Eine entsprechende Ausbildung vermittelt dem Krankenpfleger das nötige Rüstzeug, um sich in dieser komplexen Landschaft zurechtzufinden.

5. Förderung des beruflichen Aufstiegs

Weiterbildung ist oft eine Voraussetzung für den Zugang zu fortgeschrittenen Positionen, sei es im Management, in der Forschung oder bei der Ausbildung anderer Fachkräfte.

6. Zum Fortschritt des Berufsstandes beitragen

Indem sie sich regelmäßig weiterbilden, tragen Krankenpfleger nicht nur zu ihrer eigenen Entwicklung bei, sondern auch zur Entwicklung des gesamten Berufsstandes. So können sie ihr neues Wissen mit ihren

Kollegen teilen und so die Qualität der Pflege insgesamt verbessern.

7. Wohlbefinden und Motivation erhalten
Weiterbildung ist auch ein Weg, um mit der Routine zu brechen, die Motivation zu erneuern, Burnout zu vermeiden und die Freude am Lernen zu kultivieren.

Weiterbildung ist nicht einfach ein "Plus", sondern ein Muss in der heutigen medizinischen Welt. Für Krankenpfleger für Infektionskrankheiten stellt sie einen zentralen Pfeiler ihrer Professionalität dar und garantiert eine qualitativ hochwertige, angepasste Pflege, die den ständigen Entwicklungen in ihrem Bereich Rechnung trägt.

Aufruf zum Engagement und der Leidenschaft für den Beruf.

Der Beruf des Krankenpflegers für Infektionskrankheiten ist mehr als nur ein Beruf; er ist eine Berufung, eine tiefe Verpflichtung gegenüber der Menschheit und ein ständiges Streben nach hervorragender Patientenpflege. Es ist die Symbiose aus Wissenschaft, Pflegekunst und Menschlichkeit. Und im Herzen dieses Berufs liegt eine brennende Leidenschaft: die Leidenschaft, einen Unterschied im Leben der Menschen zu machen, unsichtbare Feinde zu bekämpfen und an der Grenze zwischen Krankheit und Gesundheit zu stehen.

1. Warum ist Leidenschaft notwendig?
Leidenschaft ist der Funke, der uns dazu bringt, uns selbst zu übertreffen, über unsere Grenzen hinauszugehen und ständig nach Lösungen zu suchen, selbst wenn wir mit den kompliziertesten oder hoffnungslosesten Fällen konfrontiert sind. Es ist diese Leidenschaft, die uns die Kraft gibt, lange Stunden zu arbeiten, zuzuhören, zu trösten, zu erziehen

und unsere Patienten zu führen. Ohne Leidenschaft könnte dieser Beruf überwältigend werden. Mit ihr wird jede Herausforderung zu einer Gelegenheit, zu lernen und zu wachsen.

2. Verpflichtung gegenüber den Patienten

Jeder Patient ist eine Geschichte, ein Leben, eine Familie. Als Krankenpfleger für Infektionskrankheiten geht das Engagement über die bloße Verabreichung von Medikamenten oder die Pflege hinaus. Es geht darum, die Ängste, Hoffnungen und Bedürfnisse jedes Patienten zu verstehen und sich zu verpflichten, ihr Verbündeter, ihr Fürsprecher und ihre zuverlässige Informationsquelle zu sein.

3. Die Bedeutung von Weiterbildung

Die Leidenschaft treibt uns an, ständig danach zu streben, unsere Fähigkeiten zu verbessern, zu lernen und innovativ zu sein. Ständige Weiterbildung ist nicht nur eine Pflicht, sondern ein brennender Wunsch, immer auf dem neuesten Stand des Wissens zu sein, um die bestmögliche Pflege zu bieten.

4. Die entscheidende Rolle des Krankenpflegers im Gesundheitssystem

Krankenpfleger sind das Bindeglied zwischen dem Arzt, dem Gesundheitssystem und dem Patienten. Sie spielen eine entscheidende Rolle bei der Koordinierung der Pflege, der Aufklärung der Patienten und oft sind sie die ersten, die Veränderungen oder Komplikationen bemerken. Dieser tägliche Einsatz ist für das reibungslose Funktionieren des Gesundheitssystems von entscheidender Bedeutung.

5. Das Privileg, einen Unterschied zu machen

Nur wenige Berufe bieten die Möglichkeit, so viele Leben auf so tiefe Weise zu berühren. Jeder Tag, jede Handlung, jedes Wort hat das Potenzial, ein Leben zu verbessern oder sogar zu retten. Das ist ein großes Privileg, aber auch eine große Verantwortung.

Wenn Sie bereits Krankenpfleger sind oder es werden wollen, denken Sie daran, dass es sich um einen Beruf handelt, der zwar viel abverlangt, im Gegenzug aber auch Momente von unschätzbarem Wert bietet. Nehmen Sie diese Berufung mit Leidenschaft und Engagement an. Lassen Sie Ihr Herz Ihre Handlungen leiten und seien Sie der Funke, der den Heilungsweg Ihrer Patienten erleuchtet. Der Beruf des Krankenpflegers ist ein Abenteuer, voller Emotionen, Herausforderungen, aber vor allem voller Belohnungen.